ISO 13485:2016

医療機器における品質マネジメントシステム

実践ガイド

ISO/TC 210 からの助言

ISO 編著

日本医療機器産業連合会　監訳
ISO/TC 210 国内対策委員会

ISO 13485:2016
Medical devices
a practical guide
Advice from ISO/TC 210

JN139013

日本規格協会

―――― ご利用上の注意 ――――

―本書収録の日本語訳は，一般社団法人日本医療機器産業連合会に設置された ISO/TC210 国内対策委員会実践ガイド翻訳ワーキンググループが作成したものですが，日本語訳に疑義があるときは ISO 文書原文に準拠してください．日本語訳のみを使用して生じた不都合な事態に関して，当会，日本医療機器産業連合会及び ISO は一切責任を負いません．原文のみが有効です．

―ISO 13485:2016 に対応（IDT：一致）した JIS として，2018 年 3 月 1 日に JIS Q 13485:2018 が改正公示されました．本書中の ISO 13485 の箇条部分の日本語訳は，2017 年に ISO/TC210 国内対策委員会第 1 作業分科会が作成した JIS 原案を基にしています．当該 JIS とは一部差異がありますが，技術的な差異はないことにご留意ください．

―――― 著作権について ――――

本書は，ISO 中央事務局と当会との翻訳出版契約に基づいて発行したものです．

本書に収録した ISO 文書の日本語訳は，著作権法により保護されています．本書の一部又は全部について，当会及び ISO の許可なく引用・転載・複製等を行うことを固く禁じます．ISO の著作権は，下に示すとおりです．本書の著作権に関するお問合せは，日本規格協会グループ　出版情報サービスチーム（e-mail：copyright@jsa.or.jp）にて承ります．

 COPYRIGHT PROTECTED DOCUMENT

© ISO 2017, Published in Switzerland

All rights reserved. Unless otherwise specified, no part of this publication may be reproduced or utilized otherwise in any form or by any means, electronic or mechanical, including photocopying, or posting on the internet or an intranet, without prior written permission. Permission can be requested from either ISO at the address below or ISO's member body in the country of the requester.

ISO copyright office
CP 401・CH-1214 Vernier, Geneva
Tel. +41 22 749 01 11
Fax +41 22 749 09 47
E-mail copyright@iso.org
Web www.iso.org

発刊に当たって

　このたび，（一財）日本規格協会の協力を得てISO/TC 210国内対策委員会が編集したISO 13485実践ガイド（日本語版）を発刊することになりました．当委員会の長年にわたる活動を結集した成果であり，これを世に問うのは誠に感慨深いものがあります．

　本書は，ISO 13485:2016の実践ガイドとして，2017年ISOより発行された"ISO 13485:2016 — Medical devices — A practical guide — Advice from ISO/TC 210"の日本語版であります．もともとISO 13485:2003（JIS Q 13485:2005）のガイダンスとしては，ISO/TR 14969:2004（TR Q 14969:2007）がありましたが，ISO/TC 210では，ISO 13485:2016（JIS Q 13485:2018）のガイダンスとしては，このTRの改訂ではなく，より使いやすいように，書籍の形での本ガイダンスとして皆様に提供することとしました．

　ISO/TC 210が，1994年10月に米国のアーリントンで正式に発足して以来，23年の歳月が流れました．ISO/TC 210は，"医療機器の品質管理と関連する一般事項"を取り扱う専門委員会であり，これまで医療機器の品質マネジメントシステム，リスクマネジメント，一般的名称システムの国際規格づくりなど，地道な活動を続けて参りました．一般に，国際規格は任意規格でありますが，当専門委員会の活動は，医療機器の規制と強い関連性があり，いわば，医療機器規制の国際連合のためのインフラを提供するという性格を併せもっているといえましょう．

　人の生命や健康に直接影響を及ぼす医療機器には，その品質の管理・保証・安定性・再現性が求められます．どんなに高度で先進的な技術を駆使していても，品質と安全性が確保されなければ，汎用性のある医療機器として通用しなくなります．そのため，医療機器の品質を安定的に確保するためのシステムづくりが必要となるわけです．ISO 13485:2016は，全世界の医療機器産業

の品質マネジメントシステムを確立するために作成された国際規格であり，各国の法規制に導入，ないし導入されつつあります．わが国においても，JIS Q 13485:2005は薬機法のQMS省令の基となっている標準であり，医療機器のQMS適合性監査で幅広く利用されています．ISO 13485:2016もJIS Q 13485:2018としてJIS化され，今後QMS省令に反映することが予定されています．

　ISO 13485:2016（JIS Q 13485:2018）に関しての，時宜を得て発刊された本ガイダンスが関係各位のご参考となり，日本の医療機器産業の健全な発展と医療・福祉の向上に役立てば望外の喜びであります．

　終わりに，共同作業を含む本規格開発の実務及び翻訳に多大の努力を傾注されたISO/TC 210国内対策委員会実践ガイド翻訳WG委員の皆様，ご指導を賜った経済産業省産業技術環境局国際標準課及び厚生労働省医薬・生活衛生局，(独)医薬品医療機器総合機構，並びに本書の刊行に協力いただいた(一財)日本規格協会の皆様に深く謝意を表します．

2018年3月1日

ISO/TC 210国内対策委員長

鄭　雄一

ISO/TC 210 国内対策委員会
ISO 13485:2016—医療機器における品質マネジメントシステム実践ガイド
翻訳ワーキンググループメンバー

国内対策委員長	鄭	雄一	東京大学
WG1 主査	浅井	英規	株式会社日立ハイテクサイエンス
WG1 副主査	諸岡	直樹	株式会社島津製作所
WG1 委員	長澤	良樹	ニプロ株式会社
	古田	美智	アイホン株式会社
	中村	宗弘	株式会社カネカ
	荻野	眞一	シスメックス株式会社
	村山	靖	テュフズードジャパン株式会社
事務局	内藤	正義	一般社団法人日本医療機器産業連合会

このハンドブックについて

　全ての組織は，品質マネジメントシステム（QMS）を開発又は更新する際に課題に直面している．このハンドブックは，ISO 13485 "医療機器—品質マネジメントシステム—規制目的のための要求事項" に関する追加の洞察と理解を得るために用いることが望まれている．このハンドブックは，座って一気に読むことを期待していないが，特定の要求事項について疑義が出たときに参考にすることができる．それ故，このハンドブックでは，ISO 13485 の箇条構造に沿った内容で概説された節に分割されている．提供された指針を効果的に理解するためには，QMS と医療機器に適用される規制要求事項に関する基本的な実践経験があることが期待される．このハンドブックでは，ISO 13485 を理解するための助言とその応用について，まず ISO 13485 の全文を列挙し，その節の意図と関連する指針を列挙している．可能な場合は，要求事項が何を意味しているかを理解する助けとなるように例を示している．

　このハンドブックは，ISO/TC 210 技術委員会の技術専門家によるタスクグループによって作成された．フィードバックとコメントを得るために，ISO/TC 210 の全加盟国の機関とリエゾン組織に草案が回覧された．これらは，最終文書の発行前にタスクグループによって検討された．ISO 13485 の要求事項は一般的なものであり，特定の医療機器タイプに適用可能な幾つかの細分箇条を除いて，そのタイプ，サイズ，又はそれらが提供する製品に関わらず，全ての医療機器に適用できることを意図している．このハンドブックは，医療機器のライフサイクル又はサプライチェーンのあらゆる部分に影響を及ぼす製品（サービスを含む）を提供する組織を指導することを目的としている．そのような組織は，営利目的でも非営利目的でもよく，また，例えば，製造業者，輸入業者，代理店，サービスプロバイダー，又は代理人であり得る．さらに，このハンドブックは，規制当局及び ISO 13485 の適合認証に関わる認証機関に

も役立つ．

　このハンドブックの指針は，QMSの開発，実施，保守を支援するために組織が考えることができる概念と方法を記述しており，これはあらゆる種類の医療機器の設計・開発，製造，設置，サービス，市販後監視に適用できる．このハンドブックは，参考文献に記載されている次の組織の文書に含まれている要求事項と指針を考慮している．

- 国際医療機器規制当局フォーラム（IMDRF）（解散したGHTFから引き継いだ文書を含む）
- 国際標準化機構（ISO）
- 欧州標準化委員会（CEN及びCENELEC）
- 各国規制当局

　このハンドブックは，要求事項を規定したり，ISO 13485の要求事項を追加したり，変更することはなく，ISO 13485の適用に際して利害関係者の役に立つことを目的としている．このハンドブックに含まれる指針は，教育目的のためのものであり，この指針の内容を組織のQMSを記述又はサポートする文書に自発的に組み込んでいない限り又はその指針が具体的に関連する規制要求事項の一部となっていない限り，QMSの不適合を特定するために使用されることを意図してはいない．

　このハンドブックでは，ISO 13485とISO 9001の両方に共通する一般的なQMS要求事項に関する具体的な指針は記載していないことに注意するとよい．

目　　次

発刊に当たって

このハンドブックについて ……………………………………………… 7
まえがき ………………………………………………………………… 11
　　品質マネジメントシステム（QMS）— 一般的な解説 ……………… 11
　　ISO 13485 品質マネジメントシステム（QMS）とは何か？ ……… 12
　　なぜ品質マネジメントシステム（QMS）をもつのか？ …………… 13

序　文 …………………………………………………………………… 15
　0.1　一　般 …………………………………………………………… 15
　0.2　概念の明確化 …………………………………………………… 18
　0.3　プロセスアプローチ …………………………………………… 20
　0.4　ISO 9001 との関係 …………………………………………… 24
　0.5　他のマネジメントシステムとの両立性 ……………………… 25
1　適用範囲 …………………………………………………………… 27
2　引用規格 …………………………………………………………… 30
3　用語及び定義 ……………………………………………………… 31
4　品質マネジメントシステム ……………………………………… 33
　4.1　一般要求事項 …………………………………………………… 33
　4.2　文書化に関する要求事項 ……………………………………… 47
5　経営者の責任 ……………………………………………………… 62
　5.1　経営者のコミットメント ……………………………………… 62
　5.2　顧客重視 ………………………………………………………… 64
　5.3　品質方針 ………………………………………………………… 66

5.4　計　　画 ……………………………………………………… 67
　5.5　責任，権限及びコミュニケーション ………………………… 70
　5.6　マネジメントレビュー ………………………………………… 74
6　資源の運用管理 ………………………………………………………… 80
　6.1　資源の提供 ……………………………………………………… 80
　6.2　人的資源 ………………………………………………………… 81
　6.3　インフラストラクチャ ………………………………………… 85
　6.4　作業環境及び汚染管理 ………………………………………… 86
7　製品実現 ………………………………………………………………… 93
　7.1　製品実現の計画 ………………………………………………… 93
　7.2　顧客関連のプロセス …………………………………………… 96
　7.3　設計・開発 ……………………………………………………… 101
　7.4　購　　買 ………………………………………………………… 124
　7.5　製造及びサービスの提供 ……………………………………… 135
　7.6　監視機器及び測定機器の管理 ………………………………… 157
8　測定，分析及び改善 …………………………………………………… 161
　8.1　一　　般 ………………………………………………………… 161
　8.2　監視及び測定 …………………………………………………… 165
　8.3　不適合製品の管理 ……………………………………………… 178
　8.4　データの分析 …………………………………………………… 184
　8.5　改　　善 ………………………………………………………… 190

附属書A　小規模組織のための指針 ……………………………………… 201

参考文献 …………………………………………………………………… 207

まえがき

品質マネジメントシステム（QMS）— 一般的な解説

　QMSは，組織が直接的又は間接的に意図された結果を達成するために関連する活動を方向付けし，管理する方法である．概して，品質目標（顧客の要件や適用される規制要件，QMSの確立と維持，製品の改善）を達成するために使用する計画，プロセス，資源，文書又は記録と，組織の構造で構成されている．一般的なQMSの要求事項は，ISO 9001に定義されており，そのタイプ，サイズ又は提供される製品に関係なく，あらゆる組織に適用されることを意図している．

　しかし，ISO 13485の要求事項は，適用される規制要求事項の遵守を実証し，支援するための基礎として，規模と活動に関わらず，医療機器の組織に適用されることを意図している．また，ISO 13485は，ISO 9001:2015で使用されているISO/IEC Directive Part 1 Annex SLに定められているマネジメントシステム規格の上位構造ではなく，以前のバージョン（ISO 13485:2003）及びISO 9001:2008の様式に基づいていることにも気を付けるとよい．ISO 13485の附属書Bには，ISO 13485及びISO 9001:2015の箇条を相互参照する表が含まれている．

　さらに基本概念，品質管理原則，品質管理の用語と定義を含む詳細をISO 9000:2015 "品質マネジメントシステム—基本及び用語" から，参照することができる．ISO 9000とISO 13485の用語の定義の違いは，ISO 13485箇条3に含まれている．

　QMSを構築する際には，QMSの詳細な要求事項をよく理解する必要がある．このハンドブックに加えて，使用できる情報源が幾つかある（参考文献を

参照）．このハンドブックに記載されている規格やその他の参考文献は，組織が適用される規制要求事項を満たすために使用することができるが，これは組織が決定すべき事項であり，このハンドブックはいかなる規格にも適合するための要求事項を説明してはいない．

組織が理解しなければならない基本的な概念の一つが品質の概念である．ISO 9000:2015 では，製品の品質には，意図された性能と安全性と機能だけでなく，認識された顧客に対する価値及び利益も含まれている．医療機器業界の観点からすれば，これは患者にとって治療上の価値を含んでいる．

一般に，QMS 規格を製品規格と混同すべきではない．製品規格はサービスを含む特定の製品に対して明示的な要求事項を規定しているが，QMS 規格は品質を達成する良いマネジメントの規範を示し，一般的には特定のタイプの製品を参照することはない．ISO 13485 は，特定の種類の製品に対する要求事項（例えば，滅菌医療機器，埋込み医療機器の要求事項）を提供している．

製品規格，QMS 規格，品質向上アプローチの使用は，顧客の要求事項，適用される規制要求事項，又は組織の競争力を満たすための組織の能力を向上させる全ての手段である（これらは相互に排他的ではないことを認識すべきである）．

QMS の構築は，お役所仕事，書類作成又は柔軟性の欠如をもたらすべきではない．また，QMS が不当な財政負担となることもない．QMS の実施及び保守に関連する支出は，便益及び改善の形で投資収益率を有する投資とみなすべきである．全ての組織は既に管理体制をもっており，これが QMS 構築の基礎となるべきである．

ISO 13485 品質マネジメントシステム（QMS）とは何か？

ISO 13485 の要求事項に適合する QMS は，医療機器分野で活動する事業者の顧客要求事項及び適用される規制要求事項を満たすことを目的として，規格の要求事項に概説された要求事項を確立し，実施し，維持するための任意のフ

ォームやテンプレートを含む相互に関連するプロセスの文書化されたひとまとまりのものである．これらのプロセスとそれらの相互作用は，品質目標を達成するためにトップマネジメントが指揮する改善の対象となる．ISO 13485 の最新の改訂版の意図は，組織に全く新しいものを課すことではない．組織の QMS が既に存在し，古い規格のいずれかに基づいている場合は，ISO 13485 にアップデートする必要がある．新しい QMS を構築する場合でも，既存の QMS をアップデートする場合でも，このハンドブックのアドバイスは適切なものである．

ISO 13485 附属書 A は，2003 年版と 2016 年版の間の変更点に関する詳細な解説を提供している．この附属書は移行計画の策定に役立ち，移行計画の策定の前に読むことを勧める．しかし，要求事項の完全な遵守を確実にするために，附属書 A に列挙されているトピックだけでなく，必要なアクションを決定する際には，各条項の全内容を考慮する必要がある．

さらに，ISO 13485 附属書 B は，ISO 13485 と ISO 9001:2015 の間の相関関係を提供している．これは，現在，ISO 9001 と ISO 13485 両方の認証を取得しており，継続して両方の認証を保持したい場合に，組織にとって特に有用で有益である．詳細については，箇条 0.4 の指針を参照のこと．

なぜ品質マネジメントシステム（QMS）をもつのか？

QMS の採用は，組織が全体のパフォーマンスを向上させ，持続可能な発展のためのイニシアティブのための健全な基盤を提供するよう指導する戦略的な決定である．ISO 13485 の箇条 0.1 は，QMS を有することに関する幾つかの理由を列挙している．

多くの組織は，民間部門と公共部門の両方の顧客が購入しようとする製品が品質要求事項を満たすという保証を求めているので，正式な QMS を実施している．これらの顧客は，組織が提供できる信頼を求めている．これは ISO 13485 に準拠した適切で，適正かつ効果的な QMS の下で製造された製品を提

供することによって達成できる

医療機器の組織において，ISO 13485 の遵守は，異なる法的管轄で使用される適合性評価のオプションをサポートする．

QMS 自体は，必ずしも作業プロセスの改善や製品の改善につながるわけではないし，問題を全て解決するわけでもない．QMS は，組織の目標を達成するための体系的なアプローチをとる手段であり，同様に，そのような改善を達成する必要がある．

ISO 13485 には，苦情処理，市販後監視，不適合の取扱い，是正処置及び予防処置などの情報源からのフィードバックを使用して，改善を行うための要求事項が含まれている．これらのプロセスを価値のある費用対効果の高い改善が達成されていることを確実にするために利用できる．

0 序　　文

0.1 一般

この規格は，医療機器の設計・開発，製造，保管及び流通，据付け，附帯サービス及び最終的な廃棄・処分，並びに関連する活動（例　技術支援）の設計・開発及び提供を含む医療機器のライフサイクルの一つ以上の段階に関係する組織が使うことができる品質マネジメントシステムの要求事項を規定する．製品（例　原料，部品，組立品，医療機器，滅菌サービス，校正サービス，流通サービス，保守サービス）を医療機器組織に提供する供給者又は外部パーティも，この規格の要求事項を使用することができる．供給者又は外部パーティは，この規格の要求事項を満たすことを自主的に選択できるし，又は契約によって満たすことを要求される場合がある．

幾つかの法的管轄においては，医療機器のサプライチェーンにおける異なる役割の組織における品質マネジメントシステムの適用に対する規制要求事項がある．その結果，この規格は，組織に対して次を期待している．
—適用される規制要求事項におけるその役割を明確にする．
—この役割におけるその活動に適用される規制要求事項を明確にする．
—適用される規制要求事項を，その品質マネジメントシステム内に含む．

適用される規制要求事項における定義は国によって，また，地域によって異なる．組織は，医療機器が使用可能とされている法的管轄における規制の定義に照らしてこの規格の用語がどのように訳されているか理解する必要がある．

また，この規格は，品質マネジメントシステム及び組織の要求事項に適用される顧客要求事項及び適用される規制要求事項を満たす組織の能力

を，組織自身が内部で評価するためにも，審査登録機関を含む外部パーティが評価するためにも使用することができる．この規格が規定する品質マネジメントシステムの要求事項は，安全及び性能に対する顧客要求事項及び適用される規制要求事項への合致に必要な製品に対する技術的要求事項を補完するものであることを強調しておく．

　品質マネジメントシステムを採用することは，組織の戦略的な決定である．組織の品質マネジメントシステムの設計及び実施は，次によって影響を受ける．

a) 組織的環境，環境の変化，及び組織的環境が医療機器の適合性に与える影響
b) 組織のニーズの変化
c) 組織固有の目的
d) 組織が提供する製品
e) 組織が採用するプロセス
f) 組織の大きさ及び構造
g) 組織の活動に適用される規制要求事項

　この規格は，品質マネジメントシステムの構造の均一化，文書の画一化又はこの規格の箇条の構造に文書化の構造を合わせることを意図していない．

　医療機器には，様々な種類があり，この規格の特定の一部の要求事項は，特定の医療機器のグループにだけ適用される．これらの医療機器のグループは，箇条3に定義されている．

意　　図

　この節では，ISO 13485 が規制目的の医療機器に適用される QMS の要求事項を規定していることを説明している．

指　針

　組織を運営する方法はそれぞれ独自のものである．ISO 13485 は，組織に適用できる優れた管理方法の枠組みを提供する．この規格は，医療機器のライフサイクル又はサプライチェーンにおける責任をもつ組織を運営するために，国際的に受け入れられている優れた実践に沿ったものと認識されている QMS の要求事項を規定している．

　この節では，組織の QMS で扱うことができる幾つかのポイントについて説明しているが，その方法については言及していない．さらに，この節では，組織の文書を規格の箇条の構造に合わせる必要がないことを示している．したがって，規格の要求事項を満たすにはかなりの自由度がある．

　ISO 13485 は規制目的の医療機器の QMS 要求事項を規定している．顧客は，ISO 13485 の認証を顧客とのビジネスのための要求事項とすることができる．QMS は，顧客の組織が要求事項に準拠した製品又はサービスを提供できるという確信を顧客に提供することを目指している．顧客の要求事項と関連する規制要求事項の両方を満たす能力を証明する必要がある．

　あなたは，組織の QMS を認証されるために評価されることを決定することができる．これは必須ではなく，規格によって要求されているわけではないが，一部の法的管轄では規制要求事項になる可能性がある．組織は，第三者による評価又は認証が規制要求事項であるかどうかに関わらず，適切で十分かつ効果的な QMS の実施及び維持することによる恩恵を受ける．

　ISO 13485 の範囲に含まれる医療機器の組織は，他の管理システム(例えば，ISO 14001 環境マネジメントシステム，ISO/IEC 27001 情報セキュリティ，その他)の採用を検討することができる．組織が QMS の構造を他のマネジメントシステム規格の構造に適合させる必要はなく，要求事項の直接的な干渉もないため，組織は適合性を損なうことなくこれらのシステムを統合できる．

　改訂の範囲は，サプライチェーン/ディストリビューション及び医療機器のライフサイクル全体にわたるその他の活動を含む事業領域を明示的にカバーしている．このハンドブックの指針の適用性を判断するには，適用される医療機

器の性質，これらの医療機器の使用に関連するリスク及び適用される規制要求事項を考慮する必要がある．

0.2　概念の明確化

　この規格の次の用語及びフレーズは，次に記載する意味で用いられる．

― 要求事項が"適切な場合"という用語で特定された場合，組織が他の方法によることの正当性を示すことができなければ，その要求事項の適用は"適切"であるとみなされる．次のために必要であるならば，その要求事項は"適切"であると考えられる．

　― 製品が規定要求事項を満たす．

　― 適用される規制要求事項に適合する．

　― 組織が是正処置を実行する．

　― 組織がリスクを管理する．

― "リスク"という用語が用いられた場合，この規格の適用範囲内におけるこの用語の利用は，医療機器の安全及び性能上の要求事項，又は適用される規制要求事項への適合に関連する．

― 要求事項が，"文書化する"という用語で要求された場合，確立し，実施し，維持することが要求される．

― "製品"という用語が用いられた場合，それは"サービス"も意味する．"製品"は，意図するアウトプット，顧客から要求されたアウトプット，又は製品実現プロセスから得られた意図するアウトプットへ適用する．

― "規制要求事項"という用語が用いられた場合，それは，この規格の使用者に適用される全ての法律上の要求事項を包含している（例えば，法律，規則，条例又は指令）．"規制要求事項"という用語の利用は，品質マネジメントシステム及び医療機器の安全又は性能に関する要求事項に限定される．

　この規格では，次のような表現形式を用いている．

> —"〜する"(shall)は,要求事項を示す.
> —"〜するとよい"(should)は,推奨を示す.
> —"〜してもよい"(may)は,許容を示す.
> —"〜することができる"(can)は,可能性又は実現能力を示す.
> 　"注記"と記された情報は,その関連する要求事項を理解するための,又は明確にするための手引である.

意　図

この節では,ISO 13485 で採用されている概念の理解を提供している.この理解と正しい解釈は,規格の要求事項を正しく適用するのに役立つ.

指　針

リスク—ISO 13485 を通して,リスクという用語の使用は,医療機器の安全性と性能及び適用される規制要求事項を満たすことに関連している.財務上のリスクや業務上のリスクと混同してはならない.この改訂版には,QMS を確立,実施,維持,改善するためのリスクに基づくアプローチの概念が組み込まれている.QMS の効果的かつ遵守的な運用に対するリスクを理解する必要がある.リスクと機会を特定する際には,リスク削減や予防処置を通じて望ましくない影響を防止又は低減することに重点を置くのがよい.このリスクベースのアプローチは,QMS に必要な全てのプロセスに適用するのがよい.

サービス—製品という用語にはサービスも含まれる.これは,この規格がディストリビュータ,認定代理店,滅菌サービスの提供者などの組織に医療機器製造業者と同様の方法で要求事項を適用することを明示的に許可するために重要である.これらの組織は,製品を生産するのではなく,医療機器のライフサイクルやサプライチェーンにおいて重要なサービスを提供している.

注記—規格とこのハンドブックでは,注として追加の指針が表示されている.これらの注が要求事項に対する解決策を提供しており,それ故,その注の使用又はその注釈への適合が要求されてしまうという混乱が生じる可能性が

ある.注には要求事項が含まれていないことを理解することが重要である.これらの注は,ユーザーを助けるための追加情報と指針のためだけである.ISO 13485の注は,要求事項を理解するのに役立つが要求事項ではない明確化又は情報を提供することを目的としている.注には,ISO 13485の参考文献に記載されている有益な参考文献への言及と,このハンドブックの参考文献と,このハンドブックで参照されている追加の参考資料を参照している.もう一つ明確化しておきたいことは,定義の中の注釈(本項への注記)は,定義を明確にすることを意図しており,規格のテキスト内の注釈と異なる点である.

0.3 プロセスアプローチ

この規格は,品質マネジメントに対するプロセスアプローチに基づいている.インプットを受け,それらをアウトプットに変換する活動は,プロセスとみなすことができる.一つのプロセスからのアウトプットは,多くの場合,次のプロセスの直接のインプットとなる.

効果的に機能するために,組織は,数多くの関連し合うプロセスを明確にし,管理する必要がある.組織内において,所望の結果をもたらすために,プロセスを明確にし,その相互関係を把握し,運営管理することと併せて,一連のプロセスをシステムとして適用することを,"プロセスアプローチ"という.

品質マネジメントシステム内において,このようなアプローチを用いる場合,そのアプローチは次の重要性を強調する.

a) 要求事項の理解及び適合.
b) 付加価値の観点から,プロセスを考慮すること.
c) プロセスパフォーマンス及び有効性の結果を得ること.
d) 客観的測定に基づくプロセスの改善.

0.3 プロセスアプローチ

意　図

この節では、QMSにおけるプロセスアプローチの使用について説明している。

指　針

ISO 13485 QMSはプロセスに基づいている。規格で説明されているプロセスは、独立したプロセスとして扱うべきではない。プロセスは相互作用し重なり合う。同時に、それらは製品が適合していることを保証するシステムを定め、欠陥を適切な方法で処理する。このため、関連するプロセスの様々な寄与を念頭に置いて品質に関する検討を行うことが不可欠である。QMSの妥当性、適合性、有効性を評価するためのチェックリストアプローチは、特定のプロセスに偏見をもち、プロセスの相互作用やその他の関連プロセスを見落としてしまうため避けるべきである。例えば、QMSで期待されていることは次のためである（ただし、全てではない）。

・要求事項（組織、顧客、QMS、法規制）を管理文書に取り込む。
・これらの文書で定義されているタスクを実行するために割り当てられる要員
・これらの文書に従うように訓練された力量のある要員
・これらの文書に従い、文書化された要求事項に適合していることを示す記録が維持されている要員
・適切な設備（校正され、保全され、認定された）と材料（識別され、検証され、状態識別された）を使用する生産要員
・適切に監視/測定又はバリデートされた製造プロセス及び製品
・顧客の苦情、生産、内部/外部監査又はその他のプロセスを通じて特定されたかどうかに関わらず、是正処置の適用によって適切に調査され処理される全ての不適合

プロセスは、組織が望ましい結果を達成するための論理的なシーケンスに沿って段階的に実行される一連の関連する活動として見ることができる。望まし

い結果は，顧客の指定された要求事項に適合する良質/高品質の製品である．プロセスベースの QMS のモデルは，ISO 13485 の箇条 4 から箇条 8 に示されている．顧客と規制当局は，要求事項をインプットとして定義する上で重要な役割を果たす．顧客からのフィードバックを監視するには，組織が顧客要求事項を満たしているかどうかに関する情報の評価が必要である．図 1 に示すモデルは，ISO 13485 の全ての要求事項を網羅しているが，詳細なレベルのプロセスを示してはいない．

ISO 13485 は，顧客要求事項及び規制要求事項を満たす医療機器を提供する目的で，QMS の適合性，妥当性及び有効性を開発，実施及び改善する際に，リンクされたプロセスを特定及び管理するためのプロセスアプローチの採用を奨励する．

効果的な組織は，多数のリンクされた活動を識別し，管理する必要がある．資源を使用し，インプットをアウトプットに変換するために管理される活動は，プロセスと見なすことができる．一つのプロセスからのアウトプットは，しばしば次のインプットを直接形成する（図 1 を参照）．

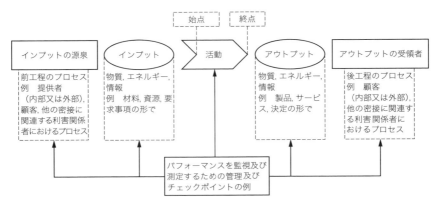

図 1　一つのプロセスの要素の概略図
（この図は ISO 9001:2015 のものである．）

ISO 13485 は，PDCA（Plan-Do-Check-Act）サイクルとリスクベースのアプローチを組み込んだプロセスアプローチを採用している．プロセスアプロ

ーチを使用すると，プロセスとその相互作用を計画することができる．PDCAサイクルは，プロセスが適切に資源化され，管理され，改善の機会が決定され，実行されることを確実にすることを可能にする．リスクベースのアプローチにより，プロセス及びQMSが計画された結果から逸脱する可能性のある要因を特定し，悪影響を最小限に抑える予防手段を講じることができる．

PDCAサイクルは，全てのプロセスとQMS全体に適用できる．PDCAサイクルは次のように簡単に説明できる．

- **Plan**：システム及びそのプロセスの目的を設定し，顧客要求事項及び組織の方針に沿った結果を出すために必要な資源を用意し，リスク及び機会を特定し，かつ，それらに取り組む．
- **Do**：計画されたことを実行する．
- **Check**：方針，目標，要求事項及び計画した活動に照らして，プロセス並びにその結果としての製品及びサービスを監視し，(該当する場合には，必ず)測定し，その結果を報告する．
- **Act**：必要に応じて，パフォーマンスを改善するための処置をとる．

プロセスアプローチの利点は，プロセスで構築されたシステム内の個々のプロセス間，それらの組合せ及び相互作用との連動を通じて提供される進行中の制御である．

QMS内で使用されるプロセスアプローチは，次の重要性を強調している．

- 要求事項の理解と合致
- 付加価値の面でのプロセスの考慮
- プロセスの実績と有効性の結果を得る．
- 客観的な測定に基づいたプロセスの改善

ISO 13485の要求事項を満たすには，リスクに対処するためのアクションを計画し実施する必要がある．リスクに対処することは，QMSの適合性，妥当性及び有効性を高め，結果を改善し，悪影響を防止するための基礎を確立する．リスクに基づくアプローチは，適切で適正かつ効果的なQMSを達成するために不可欠である．リスクベースのアプローチの概念は，例えば，潜在的な

不適合を排除するための予防処置を実施し，発生する不適合を分析し，再発を防止するための不適合の影響に適切な処置をとるなど，ISO 13485 の以前の版から暗黙的に示されていた．

期待される結果からの逸脱は，運用環境の変化，情報の不足，未知の情報，又は様々な側面の結果である可能性がある．これらの側面の特定，組織のパフォーマンスへの影響，及び悪影響の発生や発生の可能性を回避又は軽減するために特定できるアクションは，適切に計画するために重要である．

> **0.4 ISO 9001 との関係**
>
> この規格は独立した規格であるが，既に ISO 9001:2015 に置き換わっている ISO 9001:2008 に基づいている．ユーザーの便宜のため，附属書 B は，この規格と ISO 9001:2015 との対応を示している．
>
> この規格は，医療機器のライフサイクルの一つ以上の段階に関与する組織に適用される品質マネジメントシステムのための適切な規制要求事項の世界的な整合を容易にすることを意図している．この規格は，医療機器のライフサイクルに関与する組織のための幾つかの特別な要求事項を含んでおり，規制要件として適切でない，ISO 9001 の要求事項の一部を除外している．このような除外があるため，組織の品質マネジメントシステムがこの規格に適合していても，ISO 9001 の要求事項を満たしていなければ，組織は ISO 9001 への適合を主張することはできない．

意　　図

この節では，ISO 13485 と ISO 9001 との互換性に関する指針を提供する．

指　　針

ISO 9001 は，他の全てのマネジメントシステム規格が基づいている現代の品質マネジメントの原則とプラクティスを組み込んだ汎用 QMS 規格である．これは，医療機器分野における規制目的に必要な特定の要求事項は提供して

いない．ISO 9001 の指針は，例えば，ISO パンフレット，中小企業向け ISO 9001 —何をなすべきか，並びに ISO 9000 導入及びパッケージモジュールがあり，次の ISO TC176/SC2 公開ウェブサイトに掲載されている．

https://isotc.iso.org/livelink/livelink/open/tc176SC2public

ISO 13485 は，医療機器の実現に関わる業界の QMS に関する規制要求事項をサポートするために特別に書かれている．

ISO 13485 と ISO 9001 の両方が相補的であり，矛盾しないように書かれている．しかし，ISO 13485 の要求事項は，医療機器分野の規制遵守を支援することに焦点を当てているため，ISO 9001 への適合だけでは満たせない特定の要求事項が含まれている．一方，ISO 9001 には，継続的な改善や顧客満足のための要求事項など，医療機器の規制目的には必要ないとみなされ ISO 13485 には含まれていない幾つかの明示的な要求事項が含まれている．

ISO 13485 の附属書 B には，ISO 13485 の QMS と ISO 9001 又は他のマネジメントシステムの統合に役立つ情報が含まれている．このアプローチは，二重認証（ISO 13485 及び ISO 9001）の下での運用を検討している場合に特に関係している．

> **0.5 他のマネジメントシステムとの両立性**
>
> この規格には，環境マネジメントシステム，労働安全衛生マネジメントシステム，財務マネジメントシステムなど他のマネジメントシステムに固有な要求事項は含まれていない．しかし，この規格は，組織が品質マネジメントシステムを，関連するマネジメントシステム要求事項に合わせたり，統合したりできるようにしている．組織がこの規格の要求事項に適合した品質マネジメントシステムを構築するに当たって，既存のマネジメントシステムを適応させることも可能である．

意　図

この節では，共通のシステムで連携する能力を概説するために，他のマネジ

メントシステム規格との関係の概要を説明する．

指　　針

ISO 9001 との関係は，前の箇条で概説されている．多くの業界又はセクター向けに開発された ISO 9000 シリーズの要求事項に基づいて，他のセクター固有のマネジメントシステム規格がある．これらの規格の中には QMS 要求事項を規定しているものもあれば，特定の部門内で国際規格の適用を指導することに限定されているものもある．

ISO 13485 は，他のマネジメントシステム規格と互換性があるように設計され作成された．他のマネジメントシステム規格の例は，ISO/IEC 27001 情報セキュリティマネジメントと ISO 14001 環境マネジメントである．

- ISO/IEC 27001:2013 は，組織の状況の中での情報セキュリティマネジメントシステムの確立，実施，維持，及び継続的な改善のための要求事項を規定している．また，組織のニーズに合わせた情報セキュリティリスクの評価と処理の要求事項も含まれている．ISO/IEC 27001:2013 で規定されている要求事項は一般的なものであり，タイプ，サイズ，性質に関わらず，全ての組織に適用されることを意図している．
- ISO 14001:2015 及び ISO 14006:2011 などのそのサポート規格は，環境マネジメントシステムに重点を置いている．このファミリの他の規格は，監査，コミュニケーション，ラベリング，ライフサイクル分析，気候変動などの環境問題など特定のアプローチに焦点を当てている．

このハンドブックは，ISO 13485 の適用に関する指針のみを提供しており，組織が他のマネジメントシステム規格を遵守することを選択した場合は，他のマネジメントシステム規格に記載されている要求事項を確実に遵守する必要がある．

1 適用範囲

品質マネジメントシステム―要求事項
1 適用範囲

　この規格は，組織が顧客要求事項及び適用される規制要求事項を一貫して満たす医療機器及び関連するサービスを提供する能力を実証する必要がある場合の品質マネジメントシステムの要求事項について規定する．そのような組織は，医療機器の設計・開発，製造，保管及び流通，据付け，附帯サービス，並びに関連する活動（例　技術支援）の設計・開発及び提供を含む医療機器のライフサイクルの一つ以上の段階の活動に関連することができる．また，この規格は，品質マネジメントシステムに関連するサービスを含み，製品をそのような医療機器組織に提供する供給者又は外部パーティも使用することができる．

　この規格の要求事項は，明確に規定されている場合を除き，その組織の規模を問わず適用でき，また，明確に規定されている場合を除き，その組織の形態を問わず適用できる．要求事項が医療機器に適用するとしている場合でも，その要求事項は，組織が提供する関連するサービスに対して同様に適用される．

　この規格が要求するプロセスで，その組織に適用できるが，組織が実行していないプロセスについては，その組織に責任があり，それらのプロセスは，監視，維持及びプロセス管理によって組織の品質マネジメントシステム内で明らかにされる必要がある．

　適用される規制要求事項が設計・開発の管理の除外を許容している場合，それをもって，品質マネジメントシステムからそれらを除外することを正当化するために使用することができる．そのような規制要求事項は，

> 品質マネジメントシステムで対応する別のアプローチを規定していることもある．設計・開発の管理を除外している場合，この規格への適合宣言にそのことを確実に反映させることは，組織の責任である．
>
> 　組織で実行される活動又はその品質マネジメントシステムが適用される医療機器の性質のため，この規格の箇条6～8の要求事項のいずれかが適用できない場合，組織は自己の品質マネジメントシステムに，そのような要求事項を含める必要はない．適用できないと判断する全ての箇条について，組織は4.2.2に記載されているようにその正当化の理由を記録する．

意　　図

　適用範囲では，規格の目的を説明している．ISO 13485は，組織が医療機器の提供に関わっている場合，組織が満たすQMSの要求事項を確立している．要求事項は製品の種類に固有のものではなく，顧客及び適用される規制要求事項を満たす製品を一貫して提供するための組織の能力に焦点を当てている．

指　　針

　適用範囲では，その活動が組織によって行われているかあるいは組織のために第三者によって行われているかどうかに関わらず，組織の責任を強調している．したがって，組織の活動を行う外部の関係者との関係をそれに応じて管理する必要がある．ISO 13485の適用範囲は，サプライチェーンやサービスの提供に携わる者など，製造業者以外の者が使用できるように明示されている．ISO 13485は，医療機器の製品ライフサイクルに関わる全ての組織に，そのタイプ，サイズ，又は提供する製品に関係なく適用される．

　適用範囲では，組織の役割のためにQMSの範囲に含まれていない活動の除外又は非適用の可能性を示している．組織は，要求事項の除外又は非適用を特定し，正当化し，記録することが重要である．

　ISO 13485の特定の製品実現要求事項は，適用除外又は非適用の二つの方

法のどちらかで正当に適用しないことができる．しかしながら，組織の品質マニュアル又はその他の適切な品質マネジメントシステム文書で，適用除外又は非適用である要求事項を詳述し，正当化する必要があることに注意することが重要である．

・**適用除外**

　幾つかの法的管轄では，規制要求事項によって，組織は設計や開発管理（ISO 13485, 7.3 を参照）との適合性を実証することなく，特定の医療機器を市場に投入することができる．したがって，製品ごと及び市場ごとに 7.3 の除外を決定する必要がある．

　例えば，規制によって，医療機器（例えば，低リスク医療機器）のクラスに基づいて，設計及び開発のための QMS 要求事項を遵守することなく，医療機器を設計及び開発することができ，特定の適合性評価手き（例えば，型式試験）により医療機器を提供できる．

　7.3 の要求事項を除外するように規制によって許されている組織であっても，7.2, 7.4, 7.5 及び 7.6 の製品実現要求事項を満たす義務が依然として存在することに注意することが重要である．さらに，プロセスを外部委託しても，それを QMS から除外する正当な理由にはならない．幾つかの規則が適用され，これらの規則の一つでは，医療機器の QMS の範囲から設計と開発を除外できない場合，7.3 を除外することはできない．

・**非適用**

　ISO 13485 は，組織が組織の役割又は製品の性質のために適用されない要求事項を組織の QMS から省略することを許容している．組織が実施した活動に適用されない，又は製品に適用されない要求事項を特定するためには，箇条 6, 7 及び 8 の全ての要求事項を慎重に検討することが重要である．

　例えば，据付け又は附帯サービスを必要としない使い捨ての滅菌医療機器のみを提供する場合は，QMS 内に 7.5.3 及び 7.5.4 に関連する要求事項を含める必要はない．同様に，機器が埋め込みを意図していない場合，7.5.9.2 は適用されない．

2 引 用 規 格

> **2 引用規格**
>
> 次に掲げる規格は，この規格に引用されることによって，この規格の規定の一部を構成する．これらの引用規格のうちで，西暦年を付記してあるものは，記載の年の版を適用し，その後の改正版（追補を含む．）は適用しない．西暦年の付記がない引用規格は，その最新版（追補を含む．）を適用する．
>
> ISO 9000:2015　品質マネジメントシステム—基本及び用語

意　図

この節は，ISO 9000 が，ISO 13485 の箇条 3 に別段の定めがない限り，ISO 13485 で使用される用語を提供することを示している．

指　針

ISO 13485 には，引用規格は，ISO 9000:2015 の一つしかない．ISO 9000 の使用は，ISO 13485 に不可欠である．用語及び定義の使用の階層については，3 節の指針を参照のこと．ISO 13485 を理解し適用するには，この文書を参照する必要がある．

3 用語及び定義

> **3 用語及び定義**
> この規格で用いる主な用語及び定義は，ISO 9000:2015 によるほか，次による．

意　図

この節は，ISO 9000:2015 及び ISO 13485 で与えられた用語及び定義が適用されることを示している．

指　針

この節では，ISO 13485 で使用される用語と定義を定めている．QMS を実施する際には，適用できる規制要求事項，ISO 13485，及び ISO 9000:2015 で定義された用語（又は同等のもの）を可能な限り適用することを目指すとよい．ISO 13485 で定義されている定義の中には，医療機器分野での適用のために，ISO 9000 の定義と異なることに注意する必要がある（例えば，苦情，製品，リスク）．ISO 9000:2015 又は ISO 13485 のいずれにも定義がない場合，適切な辞書定義が適用される．これは，ISO 13485 の文脈で使用されている用語又は定義を理解する方法の階層を確立する．

1) 適用される規制要求事項で規定されている．
2) ISO 13485 の定義で規定されている．
3) ISO 9000:2015 で規定さている．
4) 一般的辞書で定義されている．

ISO 9000 ファミリ規格と ISO 13485 は，関連する関係者間の関係を記述するための一般的な用語を使用している．あなたは，自分自身をこの規格の組織

と考えるべきである．実際に，小規模，中規模，又は大規模な企業又は事業体は組織である．中小規模の企業や事業体は自分自身を組織とは見なさず，しばしば組織をより大きなものと認識しているかもしれないと思われている．このハンドブックの組織への言及は，サイズに関係なく組織の実体への一般的な参照である．組織には，組織の品質マニュアルの範囲内で定義された全てが含まれる．一般に，外部プロバイダは製品を受け取った人や組織であり，顧客は製品を受け取った人や組織である．組織は，同時に，別の組織の製品の外部提供者でも，別の組織の製品を受け取っている顧客になり得る．

4 品質マネジメントシステム

> **4.1 一般要求事項**
> **4.1.1** 組織は，この規格の要求事項及び適用される規制要求事項に従って，品質マネジメントシステムを文書化する．また，品質マネジメントシステムの有効性を維持する．
> 　組織は，この規格又は適用される規制要求事項で文書化することを要求されている全ての要求事項，手順，活動又は取り決めを，確立し，実施し，維持する．
> 　組織は，適用される規制要求事項に従って組織が引き受けている役割を文書化する．
> 　　注記　組織が引き受けている役割の例には，製造業者，指定代理人，輸入業者，ディストリビュータがある．

意　図

　この節は，一般的な QMS の枠組み及びそれを管理する方法を示している．この節は，組織が，適用される規制要求事項の下で組織の役割を理解しなければならないこと，及び組織が QMS の中で文書化する役割に適用されるあらゆる側面を確立し，実施し，維持する必要があることについて，本質的な指示を提供している．

　文書化された QMS の確立，実施，維持の必要性は標準的なものである．そのため，この規格の残りの部分全体のテキストにおいて文書化の対象を明確化する際に，それぞれの場所で"確立し，実施し，維持する"を繰り返さずに簡略化して"文書化する"と表記している．

　規制要求事項に基づいて，組織の役割を文書化するという要求事項が追加さ

れている．

指　針

QMSの目的の一つは，様々な法的管轄の規制要求事項を，組織がそれらの要求事項に適合できるようにするための単一のシステマティックなアプローチの中に統合して落とし込むことである．これを成功させることができるかどうかは，組織が，適用される規制要求事項との関係において，どのような活動を引き受けているか，明確な定義をもっているかどうかにかかっている．そのため，組織にとって重要な側面となるのは，製品のライフサイクル又はサプライチェーン，及び適用される規制要求事項の中で組織が引き受ける役割を定義して文書化することである．これらの規制要求事項は，規則，法令，命令，指令，省令のような，様々な法的な様式をとるだろう．規制要求事項には，例えば，アメリカ合衆国の品質システム規則（Quality System Regulation），カナダ医療機器規則，欧州の医療機器指令／規則が含まれる．

組織は，異なる規制管轄における規制要求事項の適用により，様々な異なる役割の中の一つ又は複数の役割をもつかもしれない．そして，組織のそれらの役割に対する規制要求事項は，規制管轄ごとに異なっているかもしれない．役割の例には，次のものが含まれる．

・製造業者

・仕様開発者

・原材料，コンポーネント又は部分組立品の供給者

・契約製造業者

・梱包，滅菌又は物流サービスの提供者

・測定機器の校正のサービスの提供者

・輸入業者

・ディストリビュータ

・指定代理人

顧客及び規制の要求事項を満たし，安全性及び意図されたとおりの性能をも

つ医療機器を提供することを可能にするように設計された効果的な QMS を確立し，実施し，維持する必要がある．そのような QMS を確立するためには，関連する要求事項を明確にし，それらの要求事項が満たされることを保証するために必要となる手順，活動及び取り決めについて決定をする必要がある．それらを明確化した後は，何をするか，誰がするか，予測される結果／成果，及びどのようにこれらを監視するかを明確に記載した形で文書化する必要がある．文書化された要求事項は，組織の要員がそれを理解し使用することができるように明確に規定するとよい．考慮すべき要求事項には，組織に適用される規制要求事項（例：医療機器の規制で要求されるものに加えて，健康・安全，環境保護，機器関連の電気安全性，圧力容器安全性のようなその他の要求事項がある），顧客要求事項，組織自らの要求事項などが含まれる．QMS を確立し，文書化したら，ISO 13485 は，方針，手順及び作業指示書に文書化された要求事項を実施し，管理することを要求している．それにより，組織が内部的及び外部的な変更を受けても，それらが継続して適用されることになる．この実施の側面で重要なことの一つは，要員の責任についてのトレーニングの実施と，要員が割り当てられた活動を引き受ける能力があることを示すことである（6.2 参照）．顧客及び規制要求事項を満たすための能力に関して QMS の適切性，妥当性及び有効性を維持するということには，通常，組織が外部の要因及び内部の課題に，効果的に対応するということが含まれるだろう．

外部の要因には次が含まれるかもしれない．
・規制要求事項の変更
・苦情及び不具合事象報告を含む顧客フィードバック，及び市販後監視の結果
・新しい技術，材料や装置のような技術革新及び技術開発，及び装置，特許の期限切れ

内部の問題には次が含まれるかもしれない．
・組織の全体的なパフォーマンス
・合併や買収，新製品の導入，新ビジネスモデルのような経営上の決定

- 施設，プロセス運用ための環境，関連するソフトウェアを含む製造プロセス及び装置を含む資源的な要素
- 要員のスキルを高めること及び新しい能力の要求事項，組織の文化の導入，主要要員の変更を含む，要員の力量のような人的側面
- プロセス，製造又は引き渡しの能力，QMSに関するソフトウェア，顧客評価を含むQMSのパフォーマンスのような運用上の要素
- 決定のためのルール及び手順，又は組織構造のような組織の統治に関する要素
- 製品の性能

組織は，一連の活動を通して，確立されたQMSの適切性，妥当性，有効性を維持することができる．QMSを維持するための活動の例には次が含まれる．

- 規制遵守の達成を導くためのプロセスを規定し促進する．
- 継続的な基盤で，プロセスのデータ及び情報を入手し使用する．
- 人的資源及び情報システム資源を含め，資源を決定し配置する．
- QMSの必要な変更を指揮する．
- フィードバックに対応する．
- 是正処置及び予防処置を開始する．
- 独立した外部の評価を受け，対応する．
- 内部監査及びマネジメントレビューのような適切な評価方法を用いる．

4.1.2 組織は，次を実施する．

a) 組織の役割を考慮し，品質マネジメントシステムに必要なプロセス及びそれらの組織への適用を明確にする．

b) 品質マネジメントシステムのために必要とする適切なプロセスの管理においてはリスクに基づくアプローチを適用する．

c) これらのプロセスの順序及び相互関係を明確にする．

4.1 一般要求事項

意　　図

　この節では，プロセスアプローチの使用を確立し，そして，組織のQMSが，組織がどのような活動を実施するかということ，組織がどのように運営されるかということ及び活動に適用される規制要求事項に基づいて相互関連しているプロセスにより成り立っているということを確立している．

　QMSを確立し，実施し，維持する上で，リスクに基づくアプローチを適用するという明示的な要求事項は，この版のISO 13485における新しい点となっている．

指　　針

　組織によって引き受けられている役割を念頭において，必要なプロセス，それらのプロセスがどこで誰によって用いられるか，それらのプロセスが用いられる上でのプロセスの順序，及びどのように他のプロセスと相互作用するかについて決定する必要がある．これらのプロセスの管理のレベルは，リスクに基づく必要がある．QMSにおける，有効性及び適合性のある運用について，取り組む必要があるリスクが決定するとよい．リスクを明確にする中で，組織は，リスク低減又は予防処置を通して，望ましくない影響の予防又は低減にフォーカスするとよい．これがリスクに基づくアプローチを取り入れるということである．そして，組織は，このアプローチを，QMSに要求される全てのプロセスに対して適用するとよい．組織のQMSの適用範囲が，医療機器のライフサイクルの一部をカバーする中で，組織が引き受けるプロセスに対してリスクへの考慮が適用される．ISO 13485を通して，リスクは，医療機器の安全性及び性能，並びに規制の要求事項を満たすことに関連して用いられており，財政的なリスク又はビジネスパフォーマンスのリスクに関連しては用いられていはいない．ISO 13485:2003は，製品実現を通してのリスクマネジメントを要求していた．この要求事項はISO 13485において，維持されている（7.1参照）．

　それに加えて，4.1.2は，リスクに基づくアプローチを，QMSの適切なプ

ロセスにも適用すること，そして QMS に含めることを要求している．これら
のプロセスを明確にして，そしてリスクに基づく管理を通してマネジメント
する必要がある．問題があった場合には，直接的又は間接的に，製品が安全で
ないか，又は意図したとおりに機能しないということをもたらすようなプロ
セスについて，リスクに基づくアプローチを実施することにフォーカスをおくこ
とになる．またそれとともに，次に，規制要求事項への適合が重要視される．
ISO 13485 において，QMS のプロセスの中のリスクを明確化するということ
について，リスクマネジメントを用いるということの公式な要求事項はない．
そうではなく，ここで強調されているのは，プロセスの中でリスクに基づいた
アプローチを実施することである．組織は，組織のニーズに合う方法を選択す
ることができる．戦略的なレベルのツールとして"SWOT 分析"及び"ポー
ターのファイブフォース産業分析"のようなツールを用いることができる．単
純なアプローチとしては"もしそうならば（what if）"という質問をするとい
うアプローチもある．ブレインストーミング技術の適用は，リスクに基づくア
プローチを適用する上で効果的なツールの一つとして用いることができる．更
なる詳細な分析のためには，それ以外に幾つかの，よりポピュラーかもしれ
ないテクニックがある．例えば，FMEA, FMCEA, HACCP, 根本的な原因と
意思決定の分析，FTA, Five Whys 分析は有用であろう．どの方法又はツール
を用いるか決定するとよい．そしてその後，その使用に関する必要な文書化さ
れた要求事項を確立し，実施し，そして維持するとよい．リスクを取り扱う中
で，組織は，QMS 及び関連するプロセスを確立し，実施し，維持し，改善す
るためにリスクに基づくアプローチを用いるとよい．その対象は次の事項であ
る．

・製品及びプロセスの設計・開発の中で，医療機器の安全性と性能を保証
し，プロセスのアウトプットを改善し，そして望ましくない結果を予防す
るため，リスクがどのように取り扱われるか決定する．

・QMS の有効性を改善する．

・本質的な形でリスクを取り扱い，そして目標を提供するためのシステムを

4.1 一般要求事項

維持し，マネジメントする．

そのようなアプローチの一つの例として，次のようなものがあるだろう．組織が，QMSを，改善のため又は適合性を検証するためにレビューするという決定をする．最初に，改善が必要な領域を明確にするために，SWOT分析をそれぞれのQMSプロセスに適用する．QMSのプロセスの中で改善すべき領域を明確化することが，次に，HACCPのアプローチのような更に詳細な分析を使用することのトリガーとなる．その後，このような詳細な分析は，明確にされた弱点に対処する改善のための強力なプロジェクト計画を作るために必要となる情報を提供するために用いられる．

ISO 13485の特定の章では，リスクの考慮について，QMSの中の適切なプロセスの中で取り扱う必要があることを指定している．その例には次がある．

・要員の教育訓練の有効性を決定する方法（6.2）
・供給者の選定及び監視の方法（7.4.1）
・購買製品の検証の範囲（7.4.3）
・ソフトウェアのバリデーションを含む，バリデーションの範囲（4.1.6, 7.5.6, 7.6）

ISO 13485が，特にはリスクの考慮を記述してはいない部分で，リスクに基づくアプローチを適用することができる追加的な事例は次である．

・マネジメントレビューの間隔（5.6）
・製造とサービスの管理（7.5.1）
・不適合製品の処理及び必要な修正の性質（8.3）
・不適合の発生と再発を予防するための活動の決定（8.5.2, 8.5.3）

QMSに影響を与えるかもしれないリスクを明確化した後，組織は，それらを取り扱うための活動を計画するとよい．決定された活動は，QMSのプロセスに組み入れられる必要があり，そして活動の有効性は，評価される必要がある．これらの活動には，例えば，QMSの既存のプロセスの適切な管理を確立することが含まれるかもしれない．あるプロセスについて，その必要な詳細さの程度は，プロセスを構成する活動の複雑さ及び安定性に基づく．

- 単純なプロセスには単純な説明のみが要求されるかもしれない．
- 複雑なプロセスにおいては，要員が，活動及びタスク，並びに彼らの役割を有効に実施するために必要となる範囲まで相互関連性を理解することを可能にするための十分な説明が要求されるだろう．

リスクを取り扱うために，組織が実施することができる多くの活動がある．そしてそれらはしばしば ISO 13485 の要求事項によってカバーされる．例えば，

- 責任及び権限を定める．
- 検査，又はそれ以外の，プロセス及び製品の監視及び測定を実施する．
- プロセスのバリデーションを実施する．
- 監視及び測定機器の校正を実施する．
- 製品及びプロセスの設計・開発を実施する．
- 是正処置を実施し，その是正処置が，組織の関連する他の領域に拡大されることを確実にする．
- 特定の方法及び作業手順を文書化する．
- 教育訓練の必要性を明確にし，教育訓練を実施し，能力のある要員を割り当てる．

ISO 13485 は，QMS のレベルでリスクを明確化するような形での公式なリスクマネジメントは要求していないが，7.1 で，製品実現の中でリスクマネジメントのための一つの，あるいは連続した複数のプロセスを文書化すること要求している．これは，設計・開発から，製造後の活動に至るまでの医療機器の安全性及び性能に関わるリスクマネジメントに関連したものである．ISO 14971 は，医療機器に対する製品のリスクマネジメントについて，特定の情報を提供している．国際整合化会議（GHTF）も，QMS の中でのリスクマネジメントの原則の実施ついての指針を発行し（GHTF/SG3/N15R8），製品実現におけるリスクマネジメントについての情報を提供してきた．

4.1.3 それぞれの品質マネジメントシステムプロセスにおいて，組織は次を行う．

a) これらのプロセスの運用及び管理のいずれもが効果的であることを確実にするために必要な判断基準及び方法を定める．
b) これらのプロセスの運用及び監視の支援をするために必要な資源及び情報を利用できることを確実にする．
c) これらのプロセスについて，計画どおりの結果が得られるように，かつ，それらのプロセスの有効性を維持するために必要な処置をとる．
d) これらのプロセスを監視し，適切な場合，測定し，分析する．
e) この規格への適合及び適用される規制要求事項への適合を立証するために必要な記録を確立し維持する（4.2.5 参照）．

意　図

この節は，QMS のプロセスの要求事項，それらがどのように実施されるか及びどのように適合性の証拠が保持されるかについての要求事項を提示している．

指　針

QMS のために必要となるプロセス，及びそれぞれのプロセスに関連するリスクを明確にした後に，組織は，それらのプロセスの詳細を見ていくことができる．それぞれのプロセスのために取り扱う必要がある，幾つかの基本的な要素がある．それらは，次の質問の例を考慮して記述することができるだろう．

・どのようにして，組織は，そのプロセスが効果的かどうかを知るのか？
・プロセスが効果的に運営されていることを確実にするために，何をする必要があるか？
・プロセスを監視するためには，どのような管理が必要となるか？
・どのようにして，組織は，そのプロセスの管理が効果的であることを知るのか？

- プロセスの運営と管理のために，どのような人的資源及び物理的な資源が必要か？
- そのプロセスについて，誰が責任をもっているのか？　そして，そのポジションに対する，能力についての要求事項は何か？
- 効果的にプロセスを実施して管理するために，どのような情報が必要か？
- プロセスの管理は，計画の活動の中で明確にされた，全ての要求事項をカバーしているか？
- どのようにして，プロセス監視のアウトプットが分析されるか？

> **4.1.4** 組織は，これらのプロセスを，この規格の要求事項及び適用される規制要求事項に従って運営管理する．これらのプロセスへの変更は，次による．
> a) 品質マネジメントシステムへの影響度を評価する．
> b) この品質マネジメントシステムで製造する医療機器への影響度を評価する．
> c) この規格及び適用される規制要求事項に従って管理する．

意　　図

この節は，QMS及び組織のアウトプットとなる医療機器の管理を，どのような変更があった場合にも維持するための要求事項を確立している．

QMSの変更を管理することという要求事項が，ここで明示的に記載されている．

指　　針

QMSのプロセスは，継続的な有効性をもち，顧客及び規制の要求事項並びに組織の目標を満たすことを示すために管理される必要がある．プロセスを管理する上での一つの重要な要素は，変更の取扱いである．QMSの変更の必要性が明確になった際は，その実施の前に，その変更がQMSの有効な運用を崩

壊させないこと，又は望ましくない結果をもたらさないことを保証するために評価する必要がある．組織は，その変更がその QMS の管理の下で生産される医療機器の安全性又は性能のための有効性をもつかどうか，又は規制要求事項の遵守に影響するかどうかを考慮するのは当然のことである．

ISO 13485 は，変更の要素に関する幾つもの要求事項を含んでいる．それらには次が含まれる．
- 文書の変更（4.2.4）
- 記録の変更をする（4.2.5）
- QMS に対する変更を計画する（5.4.2）
- マネジメントレビューの中に含めることを含め，変更のマネジメントに対する経営者の責任（5.4.2, 5.6.1）
- 改正された / 新しい規制要求事項（5.6.3）
- 顧客要求事項の変更（7.2.2）
- 設計・開発の変更（7.3.9）
- 購買製品の変更（7.4）
- 変更のバリデーション（7.5.6, 7.5.7）
- 変更の必要性の明確化（8.5.1）

適用される規制要求事項及び変更の重大性により，変更についての報告を要求されるかもしれない（7.2.3 参照）．

4.1.5 要求事項に対する製品の適合性に影響を与えるプロセスをアウトソースすることを組織が決めた場合には，組織はアウトソースしたプロセスを監視し，その管理を確実にする．組織は，アウトソースしたプロセスに関してこの規格並びに顧客及び適用される規制要求事項への適合に対する責任をもつ．管理の程度は，7.4 による要求事項を満たすために，関連するリスク及び外部パーティの能力に見合ったものとする．管理する事項には，文書化された品質上の合意を含む．

意　図

　この節は，組織のために外部のパーティが引き受けているプロセスについて，組織が責任を保持しているという原則，及び外部のパーティを管理するための要求事項を規定している．

　アウトソースされたプロセスについてのリスクに基づいた管理の明示的な参照，及びそのようなプロセスを提供する外部パーティとの文書化された合意をもつことの必要性がこの版の規格において追加された．

指　針

　アウトソースとは，組織のためにある活動を引き受ける外部の提供者を使用することである．アウトソースをすることは組織の戦略的な決定である．そして，アウトソースをする際の二者のパーティ間の関連性は，注文を出して材料を受領するという一方的な供給者と顧客による購買という形の関連性よりも，より深いものとなる．ある活動が，アウトソースされているかどうか決定する上では，外部の供給者の責任の広さが考慮される．例えば，外部のパーティが設計・開発の全体を実施する場合，新しい医療機器の全ての製造プロセスを実施する場合，又は事業者全体の校正のサービスを提供するという場合は，幾つかの設計・開発の図面を準備する供給者，ある一つの製造ステップを実施する供給者，又は一つの市販装置を構成する供給者よりも深い関係をもつことが示されることになるだろう．アウトソーシングといえる範囲まで外部パーティによる処理が提供されるということを，組織が決定するかもしれない活動の事例には次が含まれる．

・人的資源
・コールセンタのような顧客インタフェース
・物流
・製造
・滅菌
・設計・開発

・校正
・メンテナンス
・サービス活動
・据付け
・監査

アウトソースした活動についての外部提供者との関係は，文書化された品質合意書を通して，及び 7.4 に示されている購買管理に基づいてマネジメントされる．その管理のレベルは，医療機器の安全性及び性能に対する活動のリスク，及び規制遵守活動への貢献度に基づいて決定される．アウトソースすることにより，アウトソースされた活動に対する責任が，組織から取り除かれるわけではない．そのため，組織は，活動が合意された要求事項に基づいて引き受けられていることを確実にするため，必要な監視を維持しなければならない．この理由により，ISO 13485 は，それぞれのパーティの責任を示した文書化された品質合意書の存在を要求している．品質合意書は様々な様式をとることができる．それには，購買発注書又は購買発注書の添付書によって提供される情報（例：取引条件，仕様，図面，品質要求事項に対する他の文書化された情報又は役割と責任）又は個別の公式に文書化された品質合意書が含まれる．品質合意書は，アウトソースされた活動の内容と，その活動のリスクについて双方のパーティが承認し合意する記載があるとよい．これらの合意書は，組織に活動及び外部提供者のパフォーマンスのデータのレビューのためのアクセスを許容し，適用される規制要求事項に適合することの合意を提供する．

4.1.6 組織は，品質マネジメントシステムで使用するコンピュータソフトウェアの適用のバリデーションの手順を文書化する．このようなソフトウェアの適用は，初回の使用前にバリデーションを行う．また，適切な場合，そのソフトウェア又は適用への変更後に，バリデーションを行う．
　ソフトウェアのバリデーション及び再バリデーションに関する固有のアプローチ及び活動は，ソフトウェアの使用に伴うリスクに見合ったものと

する．
　この活動の記録（4.2.5 参照）は維持する．

意　図

　この新しい節は，製品のソフトウェア，プロセス管理のソフトウェア並びに監視及び測定に用いられるソフトウェアとともに，QMS の中で用いられるコンピュータソフトウェアの適用がバリデーションされる必要があることを明確にしている．

指　針

　コンピュータソフトウェアのバリデーションは，ソフトウェアが用いられる用途によって ISO 13485 の別のパートでもカバーされている（例：QMS の中のプロセスのため，製品の一つの要素として，又は製品そのものとして，製造及びサービス提供の管理のため，又は監視及び測定のため）．この規格を通して，コンピュータソフトウェアの適用のバリデーションの要求事項は，その使用に関わりなく一貫している．

　QMS で使用されるソフトウェアの適用のバリデーションについての指針として，ISO/TR 80002-2 を参照することができる．

　コンピュータソフトウェアは，QMS の実施，監視，測定又は分析のために用いることができる．ソフトウェアの適用は，製品の設計・開発，検査，製造，ラベリング，配送，在庫管理，文書管理，データマネジメント，苦情処理，装置の校正とメンテナンス，是正処置又は予防処置に用いることができる．

　この章では，次のような，QMS そのものに使用されるソフトウェアを取り扱っている．

・事業の資源の計画（ERP）プラットフォームの要素
・文書及び記録の管理をする．
・CAD

- 最初のコンセプトから最後の使用停止及び廃棄まで，製品のライフサイクル中の活動のマネジメントをする．
- プロジェクトのマネジメントをする．
- 自動化された製造，検査プロセスからの情報のマネジメントをする．
- 苦情，不適合，是正処置又は予防処置のマネジメント及び記録をする．
- 内部監査のマネジメント及び記録をする．
- 外部監査によって必要となった活動のマネジメントをする．
- 測定装置の校正のマネジメントをする．
- メンテナンス活動のマネジメントをする．
- QMS のパフォーマンスについてのデータ分析をする．

この前後関係での，ソフトウェアのバリデーションにおける重要な側面は，そのソフトウェアが用いられる方法（その適用）が適切であり，結果が要求事項を満たすことを示すことである．例えば，ある計算表は，データが入力されたときにデータ分析の一部分として，特定の計算を実施するようにプログラムされているかもしれない．そのような計算結果は，検証する必要がある．そして，その計算表は，不注意な変更から保護される必要がある．

下記のものは，通常，この項の対象とはみなされていない．
- 組織によって使用されるソフトウェアだが，QMS 又は製品の要求事項，又は医療機器に適用される規制要求事項への適合性に関連しないものである場合．例えば，経理処理に使われるソフトウェア．
- 事務作業に使われるソフトウェアであって，医療機器の品質，性能又は安全性へ影響しないもの．例えば，ワードプロセッサーのソフトウェア．

4.2 文書化に関する要求事項
4.2.1 一般
品質マネジメントシステムの文書（4.2.4 参照）には，次を含める．
a) 文書化した，品質方針及び品質目標の表明
b) 品質マニュアル

> c) この規格が要求する文書化した手順及び記録
> d) プロセスの効果的な計画，運用及び管理を確実にするために必要であると組織が決めた記録を含む文書
> e) 適用される規制要求事項によって規定された他の文書

意　　図
この節では，QMS のために要求されている文書について記述している．

指　　針
QMS の手順の文書化が，ISO 13485 によって要求されている．これらの手順で要求される構造と詳しさの水準は，組織のニーズに合わせることが望ましいということを認識することは重要である．

文書の様式又は媒体の種類は，組織で定めたどのようなものでもよい．

QMS の文書化の程度は，組織ごとに，次の理由によって異なるかもしれない．

・組織のサイズ
・引き受ける役割の種類
・プロセスの複雑さ及びその相互関係性
・該当の活動に携わる要員の能力及び資格認定（6.2.2 も参照）
・低減すべきその他のリスク

手順又は指示は，文章，図示的又は視聴覚的な様式によることができる．しばしばシンプルな一組の写真が，冗長かつ詳細な記述よりも正確に要求事項を伝達できる．

作業指示及びフローチャートを含む文書化された手順は，簡潔で，曖昧さがなく理解しやすいものであり，そして使用する方法及び満たすべき基準を示すとよい．通常，これらの手順は，活動を定義し，次について記述している．

・実施すべき事項，及び実施者
・実施の時期，場所及び方法

4.2 文書化に関する要求事項

- ・使用する材料，設備及び文書
- ・活動を監視及び測定する方法
- ・必要とされる記録

文書化は，QMS の有効性に関して，次のような基準によって評価するとよい．

- ・目的への適合性
- ・理解及び使用の容易さ
- ・要求される資源
- ・品質方針及び目的
- ・組織の顧客及び供給者が使用するインタフェース

規制要求事項が，文書化された手順によって記載されなければならない特定のプロセス，又は文書に対して使用すべき特定のメディアの形式を示す場合がある．それには例えば，医療機器ファイル（4.2.3 参照）の一部分又は全て，臨床評価（7.2.3 参照）の実施，又は市販後の経験のレビュー（8.2.1 参照）の活動のためのものがある．特定の規制要求事項に適合するために作成する必要がある文書，ISO 13485 で要求される文書，及び活動の効果的な管理のために必要であると組織が決定した文書は，全ての関連する記録とともに，QMS 文書を形成し，記録を含む文書管理の要求事項，4.2.4 及び 4.2.5 の対象となる．

4.2.2 品質マニュアル

組織は，次を含む品質マニュアルを文書化する．

a) 品質マネジメントシステムの適用範囲．除外及び/又は不適用がある場合には，その詳細及びそれを正当とする理由．
b) 品質マネジメントシステムについて文書化された手順又はそれらを参照できる情報．
c) 品質マネジメントシステムのプロセス間の相互関係に関する記述．

品質マニュアルには，品質マネジメントシステムで使用されている文書

体系の概要を記載する．

意　図

この節は，組織の品質マニュアルに含まれる必要がある要素を示している．

指　針

品質マニュアルは，組織，QMS 及び QMS を構成するプロセスの概観を提供する特定の QMS 文書である．品質マニュアルに関する追加情報は，ISO/TR 10013 に記載されている．

品質マニュアルに示される QMS の適用範囲は，組織に適用される規制要求事項の下で組織がもつ，一つ又は複数の役割によって影響されることが多い．組織のもつ役割は，特に，この規格の要求事項が，除外又は不適用とされるかどうかに影響する．品質マニュアルの中で，そのような全ての除外又は不適用を記載する必要があるだろう．そして，その適切な理由が，組織の役割や引き受けている活動によって提供されるかもしれない，その適切な理由を文書化する必要があるだろう．もし組織が，異なる幾つかのロケーションで実施されている QMS 活動をもつ場合は，QMS 適用範囲として，QMS によってカバーされるロケーションを示すとよい．また，それぞれのロケーションで実施されるプロセス又は活動を示すとよい．

4.2.3　医療機器ファイル

組織は，それぞれの医療機器の型式又は医療機器ファミリに対して，この規格及び適用される規制要求事項への適合を立証するために作成された文書を含むか又は参照する一つ以上のファイルを確立し，維持する．

このファイルの内容は次を含むが，これに限らない．

a) 医療機器の一般的記述，意図する用途／目的及び全ての使用説明を含むラベリング

b) 製品仕様

4.2 文書化に関する要求事項

c) 製造，保管，取扱い及び配送の仕様又は手順
d) 測定及び監視手順
e) 適切な場合，据付けに対する要求事項
f) 適切な場合，サービス手順に対する要求事項

意　図

この節は，医療機器の規制要求事項へ適合するために必要な文書についての，一般的なアウトラインを提供する．この版の ISO 13485 において追加された事項は，独立した番号の細部条項が作られたこと，及び a) から f) のポイントに詳細を含めたことである．

指　針

ISO 13485 の 4.2.3 において参照される，医療機器の各型式又はモデルのためのファイルは，時により，例えば，技術ファイル又はデバイス・マスター・ファイルのような異なる名称で参照されている．このファイルは，適用される規制要求事項に適合するため，その製品の設計・開発及び製造に関する文書を含むか，又は参照することができる．

医療機器ファイルは，製品が，どのように QMS でサポートされているかを示すためのロードマップである．そのため，医療機器ファイルの内容物は，それ以外のあらゆる文書と同様に管理される必要がある．それは，医療機器ファイルが最新の内容に維持され，旧版の文書は，記録の保管期限として要求される期間まで保持される必要があるということを意味している．医療機器ファイルは，全ての文書，文書の認定されたコピーを包含することができるし，あるいは，QMS の別の場所において利用可能な関連する文書及び記録のインデックスとして維持することもできる．

医療機器ファイルの特定の部分は，上市のための認可の一部として，しばしば，様々な規制管轄の規制当局又は組織に提出を求められる．このファイルの特定の内容物は，適用される規制管轄の特定の規制要求事項によって示され

るだろう．このファイルの内容物は，次を含むかもしれないが，それには限定されない．

- 医療機器の一般的記述並びに，適切な場合，機器のクラス分類及び計画された派生モデル
- 図面，構成，構築，コンポーネント仕様，及び医療機器ソフトウェア仕様を含む製品仕様
- 装置仕様，製造方法，あらゆる特殊プロセス及びインフラストラクチャ要求事項を含む製造プロセス手順
- 受入れ基準及び使用する測定装置を含む品質保証手順及び仕様
- 方法及びプロセスを含む包装使用
- 意図された使用 / 目的の記述
- 医療機器の適切な規制要求事項を満たすために用いられる設計からのアウトプット
- リスク分析の結果，リスク低減，結果としての残留リスク及びリスク / 便益の分析を含むリスクマネジメントの記録
- 取扱説明書を含むラベリング
- 製品のメンテナンスに関する手順又は指示
- 適用される固有識別子（UDI）
- 医療機器が使用可能となる場所における言語のバリエーションの記録
- 臨床データ
- 医療機器の構築に用いられる材料及びコンポーネントのデータとともに，それらの生物学的安全性及び生体適合性
- 機器のライフタイムを通して，医療機器の性能又は特性に対して実施された変更とともに，それらに関する検証 / バリデーションのデータ
- あらゆる保存及び輸送要求事項
- 附属品，組み合わせて使用されることが意図される他の医療機器及び医療機器ではない他の製品の記述
- 適用される一般的な安全性及び性能の要求事項への適合性を示すために用

いられた適用規格又は他の方法
・適用される，一般的な安全性及び性能の要求事項への適合性を示すために用いられた方法
・一般的な安全性及び性能の要求事項への適合性の証拠を提供する文書の識別
・あらゆる測定機能の正確さを示すため用いられた方法
・医療機器の中の医薬物質，又は動物又は人由来の組織の識別，及びそのような物質の安全性，品質及び有用性を示すための試験データ
・単独で用いられた場合は医薬製品として規制される，医療機器の中の物質，及びそのような物質の安全性，品質及び有用性を示すための試験データ

4.2.4 文書管理

品質マネジメントシステムで必要とされる文書は管理する．ただし，記録は文書の一種ではあるが，4.2.5に規定する要求事項に従って管理する．

文書化された手順は，次の活動に必要な管理を規定する．

a) 発行前に，適切かどうかの観点から文書をレビューし承認する．
b) 文書をレビューする．また，必要に応じて更新し，再承認する．
c) 文書の現在の改訂版の識別及び変更の識別を確実にする．
d) 該当する文書の適切な版が，必要なときに，必要なところで使用可能な状態にあることを確実にする．
e) 文書が読みやすく，容易に識別可能な状態であることを確実にする．
f) 外部で作成され，組織が品質マネジメントシステムの計画及び運営に必要と判断した文書を明確にし，その配付の管理を確実にする．
g) 文書の劣化又は紛失を防ぐ．
h) 廃止文書が誤って使用されないようにする．また，廃止文書に適切な識別をする．

組織は，その決定の基礎となる関連する背景情報を入手できる立場にある．最初に承認した部署又はその他の指名された部署が，文書の変更をレ

> ビューし承認することを確実にする．
>
> 　組織は，廃止した管理文書の少なくとも一部を保管しておく期間を定める．この期間は，その医療機器の製造及び検査に使用された文書が，少なくとも組織が定めたその医療機器の寿命の期間は入手できることを確実にする．ただし，この期間は，結果として得られる全ての記録（4.2.5 参照）の保管期間又は適用される規制要求事項によって定められた期間より短くしない．

意　　図

この節では，文書管理の要求事項を示している．

管理する必要がある外部文書の性質の明確性を追加したことは，この版の ISO 13485 の新しい点である．

指　　針

内部文書及び外部文書の管理のために確立されるこのシステムは，適切な場合，次のようなものになるだろう．

- ・文書の準備，承認，発行の責任を割り当てる．
- ・管理文書の廃止されたコピーを即座に撤去することを確実にする．
- ・文書変更の実施日を記録する方法を示す．
- ・管理文書及び非管理文書が区別できるようにする．

QMS は，また，文書の管理コピーのロケーションを明確にするとよい．管理文書のロケーションを明確化する中では，その文書が，どこで使用されるか考慮するとよい．製造区域，試験所及び倉庫のような場所の中で，文書を用いることが必要となる要員が，関連する文書が利用可能であることを保証するとよい．アクセスは，要員が自らの業務を効果的にする文書にアクセスすることをためらわなくするため，便利にするとよい．文書へのアクセスは，自動製造装置に組み込まれたコンピュータやモバイル機器の電子コピーを通して，又はハードコピーである文書そのものへのアクセスによるかもしれない．電子的で

4.2 文書化に関する要求事項

先進的な文書アクセス方法が使われている場合は，組織は，これらの文書がどのようにアクセスされるかを規定し，適用される規制要求事項が実施されることを保証する必要がある．

文書は，その文書のライフタイムの中で，様々な機会においてレビューされるだろう．レビューは，例えば，次の結果として実施されるだろう．

- 施設，プロセス，製品，要員又は組織の変更
- 内部監査及び外部監査活動
- 合併
- 新製品，技術又はソフトウェア
- 定期的なレビューについての，組織の QMS の要求事項

QMS の中で一貫した文書体系を採用することは，文書管理手順を支援することになるだろう．この手順は，どのような文書管理情報がそれぞれの文書に含まれるべきかを明確に示すとよい．その際，次のものを含めることを考慮するとよい．

- タイトルと適用範囲
- 文書参照番号
- 発行日／発効日
- 版数
- QMS で要求されるレビュー実施日又はレビュー頻度
- 改訂来歴
- 作者又は著者
- 承認者
- 発行者
- 配布
- ページ付け
- 該当する場合は，コンピュータファイルの参照

ISO 13485 は，組織が，QMS の計画又は運用のために必要であると決めた外部由来の文書が識別され，その配布が管理されることを要求している．その

ような文書の例としては，ISO 13485 そのもののコピーのような発行された規格，設計・開発プロセスへのインプットとして用いられるその他の規格，組織又は規制要求事項を含む文書に対して与えられた証書のコピーが含まれるかもしれない．組織は，例えば，文書管理の対象となるもののリスト，文書の管理コピーへの公式スタンプのようなものによるマーク付け，及び参照のための管理コピーがどこに保存されているかの場所の識別によって，あなたにとって重要な，そのような外部文書を識別するとよい．

組織は，そのそれぞれの医療機器の寿命（ライフタイム）を，文書及び記録管理の目的で示すことを，ISO 13485 によって要求されている．医療機器の寿命は，技術的，法的，商業的又は他の考慮に基づいたものになるだろう．医療機器の寿命の決定の補助として，決定の理由を記録するとよい．そのためには，次のことを考慮することができるだろう．

- 医療機器の保管期限
- 経時的に劣化する対象となる医療機器又はコンポーネントの有効期限
- 医療機器の耐久試験（ライフテスト）に基づいた，その医療機器の使用サイクルの回数又は期間
- 予測される材料の劣化
- 包装材料の安定性
- 埋込み医療機器の場合，医療機器が患者の体内に存在する全期間の，その結果としての残留リスク
- 滅菌医療機器の場合，滅菌性の保持能力
- 医療機器のサービスを支援することについての，組織の能力／意志，又は契約上又は規制上の義務
- スペアパーツのコストと利用可能性
- 製造物責任を含む規制上の考慮

文書の保管期間については，次の事項を考慮するとよい．

- その医療機器が，市場に存在することが予測される期間
- 適用される規制要求事項

・製造物責任及び他の規制の考慮
・文書を無期限に維持することの必要性又は適否
・関連する記録の保存期限
・スペアパーツの利用可能性

組織は，廃止された管理文書の少なくとも一部のコピーを規制によって要求される最低期間は保持するとよい．廃止文書は，その文書に関連した記録の内容を理解するために必要となる限り，保持するとよい．

ISO 13485 は，組織に対して，廃止文書に対して適切な識別を適用することを要求している．そのような識別は，物理的（スタンプによるような）又は電子的（コンピュータによるデータベースのような）に適用されるだろう．

ISO 13485 は，医療機器又は QMS の変更によって廃止となった文書の保管期限について，適用される規制要求事項が存在するかもしれないことを認知している．組織は，どの市場においてそのような規制要求事項があるか，決定するとよい．そして，廃止文書を適切な期間保持することを確実にするためのシステムを確立するとよい．

4.2.5 記録の管理

要求事項への適合及び品質マネジメントシステムの効果的運用の証拠を示すために，記録を作成し，維持する．

組織は，記録の識別，保管，セキュリティ及び完全性の維持，検索，並びに保管期間及び廃棄に関して必要な管理を規定するために，手順を文書化する．

組織は，適用される規制要求事項に従い，記録に含まれる機密健康情報を保護するための方法を規定し，実施する．

記録は，読みやすく，容易に識別可能で，検索可能とする．記録の変更は，識別可能とする．

組織は，少なくとも自ら定めたその医療機器の寿命に相当する期間，又は関係する適用される規制要求事項で規定された期間，記録を保管する．

ただし，この期間は，組織が医療機器をリリースしてから2年間より短くしない．

意　図

この節は，要求事項への適合性及びQMSの有効な運用を示す記録を管理するための特定の要求事項を規定している．

文書のセキュリティ及び完全性の管理方法，記録への変更を識別可能にすること，及び機密健康情報の管理を規定する手順の参照があることは，この版の規格における追加点である．

指　針

記録は，どのような様式や媒体であることもできる．

記録は，次のような，三つのカテゴリの一つに分類されると考えることができる．

a) 特定の型式の医療機器全てに影響をもつ，設計・開発及び製造プロセスに関するもの
b) 個別の医療機器又は医療機器のバッチの製造又は配送に関するもの
c) QMS全体の有効な運用を示すためのもの（システム記録）

a)及びb)に分類された記録が，特定の医療機器に関連するということは明確である．カテゴリa)に分類されたものは，少なくとも，その設計で作られた最後の製品の製造後，医療機器の寿命の期間まで保管するとよい．カテゴリb)に分類されたものは，少なくとも，その特定のバッチの医療機器の寿命の期間まで保管するとよい．

幾つかのシステム記録においても，例えば，校正及び要員の教育訓練の記録のように，ある医療機器の寿命に関連した保管期間をもつものがあるかもしれない．それ以外の幾つかのシステム記録，例えば，マネジメントレビュー，内部監査，インフラストラクチャ，幾つかの供給者の評価及びデータ分析というようなものにおいては，医療機器の寿命との直接的な関係性は，より小さいも

4.2 文書化に関する要求事項

のとなる．これらのケースで，組織は，適切な保管期間を識別するということが，ISO 13485 によって要求されている．この保管期間を決める上で，組織は，医療機器の特性，その使用に伴うリスク，関与する記録及び適用される規制要求事項を考慮するとよい．

記録は安全に保管され，権限のないアクセスから保護され，改ざんから保護されるようにするとよい．これらの記録は，適切に識別し，収集し，インデックスを付け，ファイルするとよい．そして，必要な場合には，容易にアクセス可能であるようにするとよい．それらは，適切な形式（例：ハードコピー又は電子媒体）で保管又は複写（コピー）することができる．もし記録が電子媒体で保管される場合は，記録の保管期間及びアクセス性に関し，電子データの劣化及び記録にアクセスするために必要な機器及びソフトウェアの利用可能性を考慮に入れるとよい．そのような記録のコピーは，オリジナルの記録に収録されている全ての関連する情報を含むとよい．加えて，適用される規制要求事項及び指針文書は，組織に対して，電子化された記録の管理に対する文書化された手順の確立を要求するかもしれない．それには，アクセス，保存，再現性，読めること，監査証跡（audit trail）及び適切な場合は，電子的署名が含まれ得るが，これらには限らない．組織は，ISO/IEC 27001 に記述されている情報セキュリティの要求事項について注意するとよい．それには，例えば，データセキュリティ，必要な場合は暗号化，データ転送又はデータ保存のようなサイバーセキュリティ的側面が含まれている．

機密健康情報を含むかもしれない記録には，臨床報告のフォーム，顧客苦情，医療機器システムの中の電子データ（例えば，IVD 機器，血糖値測定のような監視機器，血液分析及び診断機械のようにサービスの間に見ることができるもの），ユーザビリティ研究又は設計バリデーションによる臨床データ，及びカスタムメイド機器の製造に用いられた患者情報が含まれるかもしれない．そのような機密情報は，ある規制管轄における，個人情報に関する規制要求事項の対象となるかもしれない．

手書きによる記入は，消去できない媒体で行うとよい．記録への記入を実施

する，権限のある要員又はそのような記入を検証する要員は，明確で読みやすい記述をするとよい．そして，イニシャル，サイン又はそれと同等なもの，及び日付を付与して記入を確認するとよい．

　良い記録のための実践的方法には，適切な場合，次の手順が含まれるかもしれない．
- ・発生したデータ及び観察事項を入力する．
- ・記録の日付を，実際の記録日より前にしたり後にしたりしない．
- ・他の要員のイニシャル，サイン又はそれと同等なものを使用しない．
- ・様式を用いる場合は，全ての記入欄，又はチェック欄を完成させる．
- ・データを移し替えた場合は，元となるデータへの参照，及び別の要員によるデータの移し替えの検証があること．
- ・完全性と正確性について全ての入力を検証
- ・完全性を保証するためにページ番号を付ける．

　もし記録にエラーが生じた場合，又は発見された場合，オリジナルの入力内容が失われないような方法で修復するとよい．そして，その修復にはイニシャルと日付を付与するとよい．適切な場合は，修正の理由を記録するとよい．紙に基づいたシステムに代えて，電子的な記録システムが使用される場合，これらのシステムには，変更の追跡のため，可能であればタイムスタンプされた，不変のシステムにより生成される監査証跡（audit trail）が組み込まれるとよい．そのような監査証跡には，権限のある使用者の識別，作成，削除，変更／修正，時間及び日付，付与されたコメントへのリンクを含むことができる．

　組織は，電子的な記録のための重要なデータの入力において，例えば次のような補助的な規定をもつことができる．
- ・時間及び日付を伴って，ログネーム及びIDをもつ第二の権限のある要員が，キーボードで行われたデータ入力を検証することができる．
- ・直接的なデータ入力システムについては，バリデーションされたシステム機能の一部分として，セカンドチェックをもつことができる．

　電子的記録の完全性を保証し，権限のないアクセスから保護するためのシス

テムを実装するとよい．

記録の保管期間を決める場合，組織は，機器の寿命（4.2.4参照）を考慮に入れることに加えて，適用される規制要求事項，製造物責任を含めた法的側面の考察，及び記録を無期限に保管することの必要性又は適否を考慮するとよい．

5 経営者の責任

5.1 経営者のコミットメント

トップマネジメントは,品質マネジメントシステムの構築及び実施,並びにその有効性の維持に対するコミットメントの証拠を次によって示す.
a) 適用される規制要求事項を満たすことは当然のこととして,顧客要求事項を満たすことの重要性を組織内に周知する.
b) 品質方針を設定する.
c) 品質目標が設定されることを確実にする.
d) マネジメントレビューを実施する.
e) 資源が使用できることを確実にする.

意　図

この節は有効な QMS を確立し,維持するためのトップマネジメントに責任を割り当てる.さらに,この節では,トップマネジメントが責任をもつ具体的な活動をより詳細に定義する.

指　針

本箇条を通して"トップマネジメント"に重点を置くことに注意することは重要である.トップマネジメントとは,最高レベルで組織を指揮し統制する人又はグループのことである.トップマネジメントは,権限を委任し,組織内の資源を提供する権限をもつ.QMS が大企業の一部(例えば,大企業の事業部門又は部門)のみをカバーする場合,トップマネジメントは,QMS の下で大きな事業体のその部分を指揮し,管理する個人を指す.このトップマネジメントの指定は,この QMS が対象とする組織の最高レベルのマネジメントに関わ

5.1 経営者のコミットメント

るコミットメントの結果として QMS が有効であることを確実にすることを目的とする．トップマネジメントは意思決定を行い，アクションを承認し，組織の優先順位を設定し，最終的には製品の品質に責任をもつ．さらに，トップマネジメントは，効果的な QMS を実装するために必要な資源を管理する．トップマネジメントを構成するポジションと割り当てられた責任を定義し，文書化する必要がある．この文書は，組織図の形式でも，職務記述書でもよい．

トップマネジメントは，QMS が一連の相互に関連するプロセスであることを念頭に置き，効果的なネットワークとしてプロセスが運営されることを保証すべきである．トップマネジメントは，QMS の確立と維持を担うだけでなく，トップマネジメントのメンバーはシステムの一部であり，適用可能なシステム要求事項を遵守することが期待されている．トップマネジメントは次のことを期待される．

- ISO 13485 に準拠した QMS 及び適用される規制要求事項の実施及び維持に関するコミットメントを表す品質方針を規定することによって，QMS にコミットする．
- QMS が ISO 13485 及び品質方針に準拠して運営されることを確実にする測定可能な目標を確立する．
- QMS を推進し，QMS が機能している（マネジメントレビューにおいて），スタッフの QMS 訓練のサポート，QMS のための資源割当てなどの品質スタッフのサポートを確実にするように品質方針，品質目標を通じて，あなたの組織の QMS の価値を伝達する．
- QMS の問題を特定し，意思決定，行動，必要な資源の提供（すなわちマネジメントレビュー）によって QMS の問題に取り組むことで，QMS の要素を定期的にレビューし，QMS が機能している（すなわち，適切で，妥当で，かつ，有効である．）ことをレビューする．

次の点を考慮すべきである．ただし，これに限定されない．

- プロセスの順序と相互作用が予定された結果を効果的に達成できるよう設計されることを確実にする．

- プロセスのインプット，活動，アウトプットが明確に定義，管理されることを確実にする．
- 個々のプロセスを効果的に関連付け，運営されていることを確認するためインプットとアウトプットを監視する．
- ハザードを特定し，リスクマネジメントを行う．
- 必要なプロセス改善を促進するため，データ解析を実施する．
- プロセスオーナーを特定し，責任と権限を与える．
- プロセスの目標を達成するため各プロセスをマネジメントする．
- 第三者との書面による契約が確実に行われていることを確認する（詳細は7.4を参照）．

5.2　顧客重視

トップマネジメントは，顧客要求事項及び適用される規制要求事項が決定され，満たされていることを確実にする．

意　　図

この節では，顧客及び適用される規制要求事項が決定され，達成されているかどうかを確実にする責任をトップマネジメントに割り当てる．

指　　針

この節では，QMSへのインプットが顧客及び規制要求事項から来ることを強調している．また，この節では，実際に顧客や規制当局との相互関係を引き受ける者が誰かに関わらず，これらの要求事項が理解され，必要な資源が利用可能であることを確実にすることが，トップマネジメントの責任であること明確にしている．

この事項に対処するには，次のようなインプットを考慮する必要がある．
- 規制要求事項
- 国際規格又は国家規格

5.2 顧客重視

- ユーザビリティへの要求事項を含む顧客の製品及びサービス要求事項
- 顧客からの苦情
- フィードバック
- ベンチマーク
- 市場動向，市場統計及び予測情報

これらの入力を処理する活動の例は，次のとおりである．

- 設計及び開発プロセス
- リスクマネジメント
- マネジメントレビュー
- 苦情調査
- 是正処置又は予防処置

アウトプットとして，組織は次のような意思決定や行動などを考慮することができる．

- 新製品の設計・開発
- 既存製品の再設計
- 新規又は改訂されたラベリング
- 通知書又はその他の処置
- リスクマネジメント報告書／ファイル
- 改善
- 品質計画
- 方針，プロセス又は手順の改定

トップマネジメントは，リスクと機会に対応するために，適用可能なアクションが実施され，期待される結果が達成されることを確実にする必要がある．そうでなければ，Plan–Do–Check–Act（PDCA）アプローチが継続され，顧客要求事項が満たされ，適用される規制要求事項への適合が達成されるまで，更なる改善を実施する責任が割り当てられる．

5.3 品質方針

トップマネジメントは,品質方針について次を確実にする.
a) 組織の目的に適用できる.
b) 品質マネジメントシステム要求事項への適合及び品質マネジメントシステムの有効性の維持に対するコミットメントを含む.
c) 品質目標の設定及びレビューのための枠組みを与える.
d) 組織全体に伝達され,理解される.
e) 適切性の維持のためにレビューする.

意　図

この節では,次にあげる事項のために品質方針を定めるためのトップマネジメントの責任を割り当てている.

- 顧客及び規制要求事項を満たすQMSの品質及び継続的な適合性,妥当性及び有効性へのコミットメントを組織全体で確立し,伝達する.
- QMSの目的に焦点を当てる.

指　針

組織の方針が一貫してお互いにサポートしていることを確実にするために,ビジネスオペレーション（例：マーケティング,セールス,ファイナンス）に関連する全体的な組織方針を準備する際に,組織の品質方針が考慮されることが重要である.

品質方針は,品質に対する会社のコミットメントと,組織のビジネス及び顧客にとってどのような品質が重要かを全体的に示すものである.組織が品質方針の実施に専念していることを立証するためには,組織と顧客に直接関係する明確な品質目標を特定する必要がある.

品質方針に対するトップマネジメントのコミットメントは,目に見える形であり,能動的であり,かつ効果的に伝達されるべきである.例えば,トップマネジメントが署名した品質方針の公式に示されたコピーは,従業員と顧客の両

方に対するコミットメントを示す一つの方法である．品質方針を示す場所を検討する場合，組織全体の全ての従業員への伝達を考慮する必要がある．共通の掲示場所として，製造フロア，会議室，休憩室，従業員バッジ，日常的なコミュニケーションがある．

もう一つの方法は，年間を通して開催される組織のメンバーのためのコミュニケーションミーティングで品質方針を提示し，議論することである．例えば，ある組織では，全てのプレゼンテーションで品質方針を導入スライドに入れている．

全ての従業員は，品質方針とその品質方針がどのように従業員に影響するか理解する必要がある．従業員は，品質方針の重要な要素を思い出し，彼の仕事が品質方針をどのようにサポートしているかを説明することができるようにすべきである．トップマネジメントは，組織がこの理解を達成するために使用される方法を決定することを確実にする必要がある．

また，品質方針は，組織の現在の品質関連目標を正確に反映しているかどうかを判断するために，随時見返す必要がある．この見直しは，最低限，マネジメントレビューの際に実施される（5.6 参照）．

5.4　計画
5.4.1　品質目標

トップマネジメントは，組織内のそれぞれの部門及び階層で，適用される規制要求事項及び製品要求事項を満たすために必要なものを含む品質目標が設定されていることを確実にする．品質目標は，その達成度が判定可能で，品質方針との整合がとれている．

意　図

この節では，トップマネジメントが，組織全体で確立された品質方針と一致する現実的で測定可能な品質目標を確実にするという要求事項を規定する．さらに，この節では，定義された目標を達成するための品質計画を確立するため

の要求事項を規定する．

指　　針

　組織の品質方針を有効にするために，トップマネジメントは品質目標を明確に設定する．ISO 13485 では，QMS だけでなく，適用される規制要求事項や組織が提供する製品の要求事項を満たす品質目標も求められている．品質目標には，ISO 9000 に記載されているように，ファイナンス，健康，安全又は環境目標（これらを個別に検討することを選択することがある）は含まれないが，適切性，妥当性及び有効性を確実にするために，QMS の確立，導入及び維持に必要なものである．

　これらの品質目標に達するために行われる活動は，トップマネジメントによって個人的に実行する必要はないが，それを達成するための行動を確実にする責任はトップマネジメントに依然としてある．

　品質目標は，次のように現実的で，QMS の達成可能かつ結果の測定が可能であるとよい．

- ・医療機器と附帯サービスに関する要求事項（顧客，規制当局，その他）への合致
- ・エラーの減少
- ・内部監査，是正処置又は予防処置によって特定された処置完了時間の短縮
- ・計画されたスケジュールを満たす．
- ・顧客苦情処理時間の短縮

　品質目標とそれに付随する目標を設定する際には，目標を達成するための時間枠を設定する必要がある．

　組織内の関連レベルで目標を設定するために，組織内のグループ又は機能は，通常，組織全体の目標から段階的にグループ又は機能の特定の活動に関連する目標を設定する．

　組織は，確立されている品質目標を QMS 文書の一つとして文書化する必要がある（品質マニュアルや別のドキュメントなど）．品質目標を設定する際に

よく使用される手法の一つに，SMART（具体的，測定可能，達成可能，関連及び時間制約の設定）がある．特定の目標を達成した結果の評価は，業績評価又は定義されたマイルストーン，主要業績評価指標（KPI）を使用したプロジェクト管理，フィードバックプロセスを使用した進行中のレビューなどの他の手段によって行うことができる．トップマネジメントは，マネジメントレビュー会議（5.6.1参照）において，目標を達成するための進捗状況や資源ニーズを含め，これらの品質目標を正式に見直す．

品質目標は，QMS計画への一つのインプットとなる（5.4.2参照）．

5.4.2 品質マネジメントシステムの計画
トップマネジメントは，次を確実にする．
a) 品質目標に加えて4.1に規定する要求事項を満たすために，品質マネジメントシステムの計画が実施される．
b) 品質マネジメントシステムの変更が計画され，実施される場合には，品質マネジメントシステムが"完全に整っている状態（integrity）"を維持する．

意　図
この節では，QMSの個々の要素に関連する他の箇条で必要とされる計画とは対照的に，一般的なQMSに関連する計画について扱う．

指　針
QMSを大幅に変更する場合と同様に，QMSの開発と導入の初期段階に計画が立てられる．この計画は，組織による品質目標の実現を支援できる．品質目標は，経時的に変化する可能性があり，また実際に変化するため，この計画は継続的になる可能性があり，QMSが変更中又は変更後に引き続き効果的であるよう支援することができる．QMS内で変更を行うことを決定した場合，この変更の計画と実施には，変更がQMSの完全性に及ぼす影響を，リスクに

基づき考慮することが含まれる．

QMS 計画への入力の例としては，次がある．
- 品質方針
- 品質目標
- 規制要求事項
- 組織目標
- QMS の標準
- 必要とされる変更（例：マネジメントレビュー及び / 又は是正処置及び予防処置の結果として）

ISO 13485 の要求事項を満たすことを証明する QMS 計画からのアウトプットの例には，次がある．
- 品質マニュアル及び関連文書
- ギャップ分析
- QMS への影響の評価とその QMS に基づいて生産された製品
- 行動計画
- 行動計画の結果

5.5 責任，権限及びコミュニケーション
5.5.1 責任及び権限

トップマネジメントは，責任及び権限が定められ，文書化され，組織全体に周知されていることを確実にする．

トップマネジメントは，品質に影響を与える業務を運営管理し，実施し，検証する全ての要員の相互関係を文書化し，それらの任務の遂行に必要な独立性及び権限を確実にする．

意　図

この節では，トップマネジメントに，品質に直接影響を及ぼす役割に対する責任と権限を確立し，それらの役割間の相互関係を文書化する必要がある．

指　針

　トップマネジメントは，トップマネジメントの定義に沿って，これらの要求事項を満たす権限を委任する権限をもっている．この権限の委任の定義は，通常，職務の相互関係を記述する権限の範囲，組織図を含む文書化した職位の記述によって達成される．この文書はQMSの一部であるため，管理する必要がある．権限（代理担当者を含む）は，文書化した手順に含めることができる．一部の組織では，プロセス間の関連及び実行されるべき活動に伴う権限を示すためにQMSプロセスを"マップ"化している．

　一部の活動（例：内部品質監査，設計・開発レビュー）の場合，レビュー対象について必要な知識を有し，組織とは独立した立場にある者の参画が重要である．

　権限の定義に取り組むために，考慮すべきインプットには次が含まれる．

- 任命された役割と責任と必要な力量の間で一貫性を確保する必要があるため，人の力量
- 利用可能な資源．主に人的資源だけでなく，責任割当てに影響を与える可能性のある他の資源も考慮する．
- 特定の役割と責任の指定に関する規制要求事項
- 関連する役割と責任に関する倫理規定
- 関連する要求事項と責任の割当てが満たされていることを保証するために必要な資格
- 適切な人物が期待される業績水準を達成することを約束するために，業績目標及び評価結果
- 製品実現とQMS要求事項を達成するために必要な組織の機能及び組織構造
- 相互作用，権限又は立場の責任を規定する組織の機能的構造と階層

5.5.2　管理責任者

　トップマネジメントは，管理層の中から管理責任者を任命する．管理責

任者は，与えられている他の責任と関わりなく次の責任及び権限をもつ．
a) 品質マネジメントシステムに必要なプロセスが文書化されていることを確実にする．
b) 品質マネジメントシステムの有効性及び改善の必要性の有無についてトップマネジメントに報告する．
c) 組織全体にわたって，適用される規制要求事項及び品質マネジメントシステム要求事項に対する認識を高めることを確実にする．

意　図
この節は，QMSに関連する職責を有する管理責任者として個人に責任を割り当てるための要求事項を規定する．

指　針
トップマネジメントは管理層の中から一名のみを管理責任者に任命する．

管理責任者の責任は，QMSの活動に専念してもよいし，組織内の他の責務と兼務することも可能である．

管理責任者が他の責務を担う場合，これらの責務とQMSに関連する責任との間に利益相反が生じてはならない．

管理責任者はQMSに関する責任の範囲での活動に関する権限を，組織内の第三者に委任することができる．管理責任者は，適用される規制要求事項に基づいて指定される地域の責任者又は権限を与えられた代理人とは異なる．

5.5.3　内部コミュニケーション
トップマネジメントは，組織内にコミュニケーションのための適切なプロセスが確立されることを確実にする．また，品質マネジメントシステムの有効性に関しての情報交換が行われることを確実にする．

5.5 責任,権限及びコミュニケーション

意　図
この節では,QMS の要求事項と有効性の理解を確実にするプロセスを確立するための要求事項を規定する.

指　針
QMS が効果的に機能するためには,オープンでアクティブなコミュニケーションが不可欠である.組織のトップマネジメントは,組織内の人々が QMS とその有効性に関する事項についてあらゆるレベルでコミュニケートするプロセスを確立する必要がある.このコミュニケーションは,組織の方向性を示すよう双方向に進むべきであり,要員が質問をし,QMS の改善について提案することができる.コミュニケーションプロセスは,適切な配慮を受けた質問又は提案を示すために十分な解説を添えて,タイムリに,質問や提案に興味をもった人たちに,フィードバックが提供されるようにするとよい.

QMS に関する情報は包括的であり,情報を受け取った要員が理解できるように提供されるべきである.このような情報は,内部監査結果(8.2.4 参照),マネジメントレビュー(5.6 参照),外部評価及び規制当局の査察の結果,外部の産業動向及びイベントなど,QMS のパフォーマンス,実施及び効果に対するトップマネジメントの期待に関連するとよい.

コミュニケーション方法の例として次があげられる.
・伝言板
・従業員会議(質問と回答を含む)
・フォーカスグループ
・従業員アンケートと調査結果
・提案ボックス
・品質アラート
・ウェブサイト,テキスト,電子メール
・ハードコピーによる情報回覧

組織内の様々な活動又は職務に精通している担当者は,内部コミュニケーシ

ョンを円滑に進めることができる．例えば，人材開発の一貫として担当者の配置転換などをすると，このような精通度を高めることができる．

> **5.6 マネジメントレビュー**
> **5.6.1 一般**
> 　組織は，マネジメントレビューの手順を文書化する．トップマネジメントは，組織の品質マネジメントシステムが，引き続き適切で，妥当で，かつ，有効であることを確実にするために，あらかじめ定め，文書化した間隔で品質マネジメントシステムをレビューする．このレビューでは，品質マネジメントシステムの改善の機会の評価，品質方針及び品質目標を含む品質マネジメントシステムの変更の必要性の評価も行う．
> 　マネジメントレビューの結果の記録は，維持する（4.2.5参照）．

意　　図

　この節は，適切で，妥当で，かつ，有効なQMSをサポートするための基本的な要求事項であるマネジメントレビュープロセスを提供する．QMSに関する利用可能なデータを見直し，弱点や不具合に対処するための適切な手順（必要な場合）を講じ，改善を導入するために，組織のトップマネジメントが定期的に行うことを要求している．マネジメントレビューには，品質方針及び品質目標の見直しが含まれる．またこれには，QMSの適合性，妥当性及び有効性についてのトップマネジメントと管理責任者の間の議論と分析が含まれる．

指　　針

　マネジメントレビューのプロセスの要求事項は，文書化された手順に記載しなければならない．典型的なプロセスは，管理責任者が，QMSから計画された間隔でデータを収集することであり，最低5.6.2のリストの項目をカバーする．他の情報を提示して，必要に応じて組織の目標を支援することができる．それは，あなたのQMSの健全性に関するトップマネジメントと管理責任者の

間の議論と分析である．しかし，QMSが規制上の目的に適していることを検証するために，必要なデータがトップマネジメントによってレビュー及び分析されることが重要である．マネジメントレビュープロセスの要求事項は，文書化された手順で説明されている．プロセスは次のとおりである．

- 管理責任者は，QMSの有効性について，トップマネジメントに報告する（その要素はISO 13485の条項で定義されており，改善の必要性を認識している）．5.6.2にリストアップされた入力，及び8.4で定義されたデータ分析（例えば，統計データ，傾向）を含む．
- トップマネジメントは，管理責任者から提供された情報をレビューし，QMSの適合性，妥当性及び有効性を評価し，これらの活動を実行するために必要な資源を是正，改善又は配分する必要性を特定する．
- さらに，トップマネジメントは，組織の品質方針を見直し，QMSに関連する組織の目的（5.3）に適切かつ継続的に適用され，組織内（5.4.1）の関連する機能と段階で確実に確立されるようにする．

マネジメントレビューは，QMSに文書化された予定された間隔で開催される．この間隔の長さは，QMSの適合性，妥当性又は有効性を維持できないリスク並びにQMSのステータス及び成熟度という要因に基づいて決定される必要がある．この間隔は，通常，QMSの適切性，妥当性又は有効性が損なわれる危険性があると判断されるときはいつも短縮され，安定した状態が達成されたときには延長することができる．

5.6.2 マネジメントレビューへのインプット

マネジメントレビューへのインプットには，次からの情報を含むが，これに限らない．

a) フィードバック
b) 苦情処理
c) 規制当局への報告
d) 監査

> e) プロセスの監視及び測定
> f) 製品の監視及び測定
> g) 是正処置
> h) 予防処置
> i) 前回までのマネジメントレビューの結果に対するフォローアップ
> j) 品質マネジメントシステムに影響を及ぼす可能性のある変更
> k) 改善のための提案
> l) 適用される新しい又は改正された規制要求事項

意　図

この節では，2003 年版のマネジメントレビューのインプットのリストを展開，更新，明確化する．また，この節では，QMS のマネジメントレビューを実行する組織のトップマネジメントに情報を提供するインプットを規定する．

・QMS の適合性，妥当性及び有効性に関する決定に達することを可能にする．

・QMS と製品を維持し改善するために必要な処置を明確にする．

指　針

管理責任者は，QMS の適合性，妥当性及び有効性，及び改善の必要性（5.5.2）について，経営陣に報告する責任がある．このレポートのデータは，この節に記載されたインプットから得られるが，追加の情報源も特定して使用することができる．収集されたデータは，データ分析に関する文書化された手順（8.4）で定義されている適切な統計的及び非統計的手法を使用して分析される．分析の結果は，トップマネジメントが QMS の適切性，妥当性及び有効性に関する決定に達することを可能にする方法で，マネジメントレビューに提示されるべきである．

組織は，改善処置（是正処置又は予防処置）や重要な修正など，改善プロセスからの関連情報を含むマネジメントレビューの入力として提供されるものの

5.6 マネジメントレビュー

ための手順を有している．組織は，マネジメントレビューのためにどのような意味のあるデータが報告されるべきかを定義する必要がある．データは，組織の品質目標に固有のもので，定期的に報告する必要がある．単に改善活動の数やマネジメントレビュープロセスにどのように多くの改善活動を開始したり，完了したかだけでは，プロセスの適切性，妥当性及び有効性を評価するには不十分である．このレビューには，医療機器，製造プロセス，QMS 又は組織自体の改善のためのあらゆる機会の評価が含まれる．マネジメントレビューの議論は，リストされたインプットの運用面に焦点を合わせるべきではないことに留意すべきである．むしろ，QMS 規格の要求事項によって定義された QMS プロセスの適切性，妥当性及び有効性について，これらのインプットが提供する情報を中心にすべきである．

例えば，内部監査プロセスがトップマネジメントによって審査された場合，このシステムの適切性，妥当性及び有効性に関するデータが検討される．例えば，質問は次のとおりである．

- 全ての QMS，規制及びその他の要求事項が適切に文書化されているか？
- これらの要求事項が遵守されているという証拠はあるか？
- 品質目標を達成したか？
- 改善の機会を特定したか？
- 私たちのフィードバックメカニズムは何を示唆しているか？
- この QMS プロセスの不適合又は改善領域を内部監査又は外部監査で特定したか？
- 不適合があるか？
- QMS プロセスの是正処置又は予防処置のステータスはどのくらいか？
- 前回のマネジメントレビューのフォローアップはあるか？
- QMS プロセスに影響を及ぼすか，その可能性のある変更があったか？
- QMS プロセスに影響を与える可能性のある新しい又は改定された規制要求事項はあるか？
- QMS プロセスをサポートするのに十分な資源があるか？

内部監査プロセスに関連する運用上の側面についても議論することができるが（例えば，実施されている内部監査の件数と監査員の数，発生した不適合の総数など），これらの議論によって，内部監査プロセスの適切性，妥当性及び有効性を評価するというマネジメントレビューの目標を不明瞭にしてはならない．

> **5.6.3 マネジメントレビューからのアウトプット**
>   マネジメントレビューからのアウトプットは記録し（4.2.5 参照），レビューされたインプット及び次に関する決定及び処置を含める．
> a) 品質マネジメントシステム及びそのプロセスの適切性，妥当性及び有効性の維持に必要な改善
> b) 顧客要求事項に関連した製品の改善
> c) 適用される新しい又は改正された規制要求事項への対応に必要な変更
> d) 資源の必要性

意　　図
この節では，組織が QMS の適切性，妥当性，有効性だけでなく，マネジメントレビューの要件への適合性の証拠をどのように提供しているかを含めて，組織の QMS に関するトップマネジメントのレビューの必要なアウトプットを規定する．

指　　針
QMS 又は製品の改善，5.6.3 で定義されている新規又は改定された規制要求事項及び資源のニーズに対応する変更に関連する決定及び対応のために，マネジメントレビューのアウトプットの記録を維持する．これらの記録は通常，議事録として管理される．これらの記録には，組織によって任意の形式で管理され，次を明記する必要がある．
・マネジメントレビューの日付

5.6 マネジメントレビュー

- トップマネジメントを含むマネジメントレビューに参加する人，又はトップマネジメントを代表する代表者及びその他の必要な参加者
- QMS に関する 5.6.2 に記載されたインプットによって提供された情報のレビューの要約
- 決定及び実施すべき処置
    - QMS とそのプロセスを改善する．
    - 顧客要求事項を考慮して製品を改善する．
    - 新規又は改定された規制要求事項に関連する変更を実施する．
    - QMS を実施し，その有効性を維持するために必要な資源を決定する．
    - 適用される規制要求事項及び顧客要求事項（6.1）を満足している．
    - とるべき処置の責任者として指名された要員（5.5.1）及びこれらの処置の目標完了日（5.4.1）
- マネジメントレビュー記録の承認
- マネジメントレビューの記録の配布記録
- QMS の適切性，妥当性及び有効性に関する声明
- 次回のマネジメントレビューの予定された間隔

6 資源の運用管理

> **6.1 資源の提供**
> 組織は,次に必要な資源を明確にし,提供する.
> a) 品質マネジメントシステムを実施し,その有効性を維持する.
> b) 適用される規制要求事項及び顧客要求事項を満たす.

意　図

この節では,QMS とそのプロセスの効果的な開始,保守,管理のために十分な資源が計画され,提供されることを保証するための要求事項を規定する.

指　針

組織の経営陣は,品質方針を実施し,その目的を達成し,顧客及び適用される規制要求事項を満たすために必要な適切な資源の特定と提供に配慮する必要がある.

適切な資源の提供と維持は,QMS 及びそのプロセスの効果的な開始,導入,維持及び管理の前提条件である.そのような資源の性質と量は,組織の製品とプロセスのタイプ及び複雑さ並びに製品及びプロセスに関連するリスクに基づく.関連するプロセスが組織自体によって実行されるのか,外部プロセスによって提供されるのかに関わらず,資源の提供に対する責任は組織にある.

資源は,次のものが該当し得る.

・人
・インフラストラクチャ
・作業環境
・情報

- 個々の知識及び経験
- 供給者又はパートナー
- 動力源（例えば電気）
- ファイナンス

　組織は定期的に資源の必要性を見直さなければならない．これは通常，マネジメントレビューの一部として実施され，さらに新しい入札又は契約が考慮されるとき，規制要求事項が変更されるとき，又は新しいビジネス戦略が考慮されるときに行われる．

6.2　人的資源

　製品の品質に影響を与える業務を行う要員は，適切な教育，訓練，技能及び経験に基づいた力量がある．

　組織は，要員の力量の確立，必要な教育訓練の提供及び認識を確実にするためのプロセスを文書化する．

　組織は，次を実施する．

a) 製品の品質に影響を及ぼす業務を行う要員に必要な力量を明確にする．
b) 必要な力量を達成又は維持できるよう訓練し，又は他の処置をとる．
c) とった処置の有効性を評価する．
d) 組織の要員が自らの活動のもつ意味及び重要性を認識し，品質目標の達成に向けて自らどのように貢献できるかを認識することを確実にする．
e) 教育，訓練，技能及び経験について該当する記録を維持する（4.2.5参照）．

　　注記　有効性を確認するために用いる方法は，訓練をした，又は他の処置をとった業務に伴うリスクに見合ったものとする．

意　図

この節では，組織内で直接的又は間接的に影響を与える要員が，その職務に必要なスキルを含む必要な要員の力量を有することを確実にし，業務を遂行するための効果的な訓練を提供し，かつ，QMS と製品の品質に影響を与えることを確実にするための要求事項を規定する．

力量を確立し，必要な訓練を提供し，要員の認識を確実にするための文書化されたプロセスに関して，新たな要求事項がある．

指　針

組織が必要とする最初の（そしておそらく間違いなく，最も重要な）資源は人である．あなたの組織は，仕事を行うために必要な能力をもつ十分な人を有していなければならない．

組織は，要員の力量の要求事項を確立するために使用するプロセスを記述し，作業責任をもつ要員の力量を決定し，それらの要員の力量を確立又は維持するための対応をとる手順を文書化する必要がある．組織は，特に，設計・開発され，製造され，顧客に提供される医療機器の安全性及び性能に影響を及ぼす可能性がある分野において，要員の経験，資格，能力及び力量を考慮しなければならない．上記の情報を考慮した上で，訓練は，力量を獲得又は維持するために通常行われる処置である．その力量の定期的な見直しを計画する方法を伴う要員の能力の開発と維持を説明するプロセスを開発することができる．

教育訓練は共通の活動であるので，要員に必要な能力を獲得するため及び必要な力量を維持するためのフォローアップ又はリフレッシュのための再訓練を含む教育訓練プロセスを開発するとよい．

このプロセスは，教育訓練（すなわち，訓練の完了により必要な能力を確立する）を含む，実施された処置の有効性を立証するための適切な方法及び要求事項を決定しなければならない．

組織は，製造し，顧客に提供する医療機器の安全性及び性能に関して，その職務に必要な経験，資格，素質及び能力を決定することによって，要員の力量

6.2 人的資源

の要求事項(通常は職務内容の範囲内)を開発する.

そのプロセスを実行する人員に必要な力量に基づいてプロセスを実行する前に,必要な教育訓練の性質と程度を特定するために,プロセスを開発する必要がある.職務又はプロセスを適切に実行しないリスクは,訓練の有効性の程度を決定する際に考慮する必要がある.また要員の力量を認定する前にタスク又はプロセスを実行する適性が実証されているかどうかを考慮する必要がある.

例えば,実際の経験を有する押出成形の専門家であっても,その誤った操作が直接製品の安全性あるいは性能に影響を及ぼす重要なプロセスであるため,押出機の操作だけでなく,製造プロセスの残りの部分との相互作用に関する広範な訓練を必要とする.したがって,押出成型加工の専門家は,たとえ同じ押出機であっても,以前の経験からだけで認定してはならない.しかし,押出成形の専門家としての資格や経験は,仕事に必要な前提条件を提供する.

要員の指名及び職務配置 (6.2), マネジメントレビュー (5.6), 不適合報告 (8.3), 是正処置 (8.5.2), 予防処置 (8.5.3) 及び内部品質監査 (8.2.2) は, 要員の力量の向上, その改善手段, 配置転換及び更なる教育又は訓練の必要性がある領域である可能性が高い.

QMS 内で働く要員は,適切な作業を実行するには一定のレベルの力量や訓練(内外)を必要とする.幾つかの業務(例えば,化学又は微生物学的分析,放射線源の使用,レーザー作業,溶接,はんだ付け)では,さらに認定されるか公的に資格認定される必要があることがある.

組織は,通常,フルタイム,パートタイム,契約社員のための力量を確立するため,担当者の課題に合わせて訓練を提供する.そのような教育訓練は次を含むとよい.

・ビジネスの性質
・品質方針及びその他の内部方針
・要員の機能
・関連する手順と指示

教育訓練は段階的に実施し,通常,必要性及び計画に従い,フォローアップ

又はリフレッシュのための再訓練を含めることができる．QMS の文書化された手順によって責任が割り当てられた要員は，その手順に関する訓練を受けるべきである．低リスクの仕事の割当ての場合，教育訓練は仕事に割り当てられた人に仕事の割当てを説明する手順書の内容を読むよう要求することに限定することができる．

組織は，力量を確保するために訓練及び他の処置の有効性を評価する必要がある．組織は，教育訓練やその他の処置が提供されている作業に関連するリスクに基づいて有効性を評価するために，次を使用することができる．

・訓練を受けた要員を調査し，必要な情報を習得したかどうかを評価する．
・訓練された要員を客観的な基準を用いてテスト又は質問をする．
・訓練を受けた個人の作業成績を評価する．
・訓練の効果についてのトレーナーの評価をレビューする．

組織はまた，要員がどのような力量をもっているかを示す記録を維持する必要がある．これは，とった処置又は要員が受けた教育訓練の記録及びその訓練の結果の記録は，力量の証拠に含まれる．とった処置又は訓練コースが正常に完了し，力量が達成されたことを示す記録は，必要に応じて単純又は複雑にすることができる．

力量を評価する方法は，仕事のリスクに比例する．最も簡単な記録は，要員が特定の装置の使用についての力量を自己評価し，特定のプロセスを実行し，特定の手順に従っているかどうかを確認するための署名又はイニシャルを含む手続きリストである．記録には，実行しようとしている作業を実行する力量があるとみなされるという明確な声明が含まれていなければならない．更なる処置，教育又は訓練の有効性は，獲得した力量が維持されていることを確認するために，一定期間後に再評価するべきである．

効果的な訓練を提供するために又は力量を達成するための処置をとるために，適切な専門家のスキル，資格及び実務経験をもつ要員による教育訓練や他の対応が実施される．信頼性を証明するトレーナーの力量を記録するための記録を保管する．

6.3 インフラストラクチャ

組織は，製品要求事項への適合を達成し，製品の混同を防止し，秩序だった取扱いを保証するために必要なインフラストラクチャの要求事項を文書化する．インフラストラクチャには，適切な場合，次のようなものが含まれる．
a) 建物，作業場所及び関連するユーティリティ
b) 設備（ハードウェア及びソフトウェアを含む.）
c) 支援業務（例えば，輸送，通信又は情報システム）

組織は，保守活動又はその欠如が製品の品質に影響を与える場合，保守活動の実施の間隔を含む保守活動の要求事項を文書化する．適切な場合，製造，作業環境の管理並びに監視及び測定に用いる設備にその要求事項が適用される．

そのような保守の記録は，維持する（4.2.5 参照）．

意　図

この節では，製品及びプロセスの適合性をサポートするインフラストラクチャを実装するための要求事項を規定する．適切な設備，設備レイアウト，必要なユーティリティ及びプロセス機器，並びにそれらの設備，機器及びサポートシステムの必要な保守が含まれる．

インフラストラクチャが製品の混乱を防ぎ，秩序ある製品の取扱いを確実にするための要求事項が追加され，さらに支援業務の一覧に情報システムが追加された．

指　針

職場の様々な要求事項を満たすだけでなく，潜在的な問題を予防する（例えば重要機器の予防保守等）ことによるリスク回避や，将来の期待されるニーズを計画する方法を検討する必要がある．

設備は，適切な操作，保守，調整，及び清掃を容易にするために，設計し，

作製し，正しく設置する必要がある．使用可能なスペース，環境条件，輸送方法を含む製品の保存（7.5.11）に必要な適切な保管及び取扱い条件が必要である．必要な技術サービス機器は，適切なサイトに提供して必要な場所でサービスを提供できるように指定するか，技術サービスを実行するためにタイムリにサイトに届けられるようにする必要がある．

組織は，適用可能であれば，製造，測定，据付け，保守及び試験装置の固有の制限又は許容誤差が文書化されており，操作者がそれを容易に入手できることを確実にする必要がある．

製造，測定，試験サービス及び作業環境の管理に使用される全ての機器の保守，清掃及び点検には，文書化された手順が利用できるようにする必要がある．必要な調整及び保守間隔の決定も確立する必要がある．保守スケジュールは，通常，機器上又はその近くに掲載するか，又は容易に利用できるようにするとよい．保守はスケジュールどおりに実行すべきである．

組織は，利用されている建物が適切な設計であり，清掃，維持管理及びその他の必要な操作（例えば，ペストコントロールプロセス）を容易にするための十分なスペースを確保する必要がある．敷地は，秩序ある取扱いを容易にし，入荷材料，仕掛りバッチ，廃棄物，再加工，改造又は修理された材料間の混合を防止するために，十分なスペースを確保して配置する必要がある．医療機器，製造装置，検査援助，文書及び図面，施設を通じた材料及び製品の流れを計画し，文書化する必要がある．QMSの支援に使用されるソフトウェアシステムは，定期的にバックアップし，データの回復を計画する必要がある．

6.4 作業環境及び汚染管理
6.4.1 作業環境

組織は，製品要求事項への適合を達成するために必要な作業環境の要求事項を文書化する．

作業環境の状態が製品の品質に対して悪影響を与える可能性がある場合，組織は作業環境に関する要求事項及び作業環境を監視し管理するため

6.4 作業環境及び汚染管理

の手順を文書化する．

　組織は次を実施する．

a) 要員の製品又は作業環境との接触が医療機器の安全性又は性能に悪影響を与えるおそれがある場合，要員の健康，清潔さ及び衣服に対する要求事項を文書化する．

b) 作業環境内の特殊な環境条件下で一時的に作業するように要求された全ての要員は本人に力量があるか，又は力量がある者によって監督されることを確実にする．

　注記　更なる情報は，ISO 14644 及び ISO 14698 を参照．

意　図

この節では，組織が作業を計画し提供するための要求事項を規定する．環境に配慮し，製品の損傷や汚染を防止するための対策を講じている．

指　針

製品の品質は，生産作業環境の影響を受けることがある．作業環境内で製品の品質に影響を与える可能性のある最も重要な要因は次がある．

・プロセス設備

・確立された作業環境中の状態

・作業環境内の要員

・配送サイクル中の保管条件及び条件

作業環境に関して，組織は次を考慮する必要がある．

・作業場所に関連する適切な管理，パラメータ

・適切な顧客待機エリアと施設（該当する場合）

・適切な衛生設備及び要員の衛生設備の維持（例えば，洗面所）

・要員の非製造活動（例えば，食べ物及び飲み物の準備）の分離

・潜在的なハザードによるリスクを避けるための方法／仕組み（例えば，電子部品の静電放電，動物由来の材料及び他のものによる汚染，揮発性化学

薬品の漏出）

これらの要求事項は，製品及びサービスの適合性に直接影響を及ぼす活動に適用される．

作業環境の管理の必要性及び管理を実施する程度は，製造される製品の種類及び外部環境要因ごとに異なる．作業環境の管理は，作業環境の特性が判明しているような条件に影響を及ぼす活動と変動を指示，調節，調整，監視することを意味する．

目的とする作業環境の特性についての質的及び量的限度を定めるべきであり，どの程度管理能力が実施されるかを記述するのに用いることができる．必要とされる管理の程度は，作業環境を確立，監視，保守するために必要な施設の建設，設備，資源，文書の種類に影響を及ぼす．環境管理システムは，得られたアウトプットを確認することができない場合，バリデーションを実施すべきであり（7.5.2 及び 7.5.2.1 参照），システムが正しく機能していることを確認するため定期的に監視すべきである．このようなシステム及び検査は文書化すべきである．

ISO 14644 の様々な部分は，クリーンルーム及び関連する環境に関する追加情報を粒子状物質に提供し，ISO 14698 はバイオ汚染管理に関する情報を提供する．

7.5.2 に沿って，作業環境が製品の品質に影響を及ぼす可能性のある状況がある．作業環境が製品の品質に影響を及ぼす可能性のある状況の例として次の例がある．

- 滅菌済みラベルを付ける（これには"パイロジェンフリー"と表示された医療機器も含む）．
- 無菌で供給されるもので，使用前に滅菌することを意図している．
- 有効期限が限られている．
- 特別な取扱い又は保管の必要がある．
- 静電気放電（ESD）の影響を受けやすい電子回路
- 微生物学的又は微粒子状の清浄度又は他の環境条件によって，その使用が

6.4 作業環境及び汚染管理

影響を受ける．

作業環境に関連した様々なパラメータ，指標，管理がある．これらの例には次がある．

- 温度
- 湿度
- 気流
- 空気ろ過
- 空気イオン化
- 圧力差
- 照明（スペクトルの成分と強度）
- 音
- 振動
- 作業面及びプロセスの清潔さ
- 水質
- 作業環境の人員数

管理の欠如によって使用時に製品がもつリスクが増大し得るかどうか，判定するための評価に当たっては，各パラメータ，指標，管理を考慮すべきである．すなわち，環境管理が必要か，またどの程度必要かを製品のリスクマネジメント活動の記録を通して追跡できるようにすべきである．環境条件がその製造プロセスに重要である場合，組織は製品がさらされる作業環境についての要求事項を確立しなければならない．一部の製品については，製品が製造工程にない時間帯（例：夜間又は週末）でも環境条件の継続的モニタリングの記録等で，環境への暴露のトレーサビリティが確実にできるようにすることも必要である．

一時的あるいは一時的に区域に入る人を含め，製品や作業環境に接触する可能性のある要員は，これらの要素が製品に悪影響を及ぼす可能性がある場合は，適切な服装で，清潔で健康でなければならない．これは，個体が汚染リスクを構成する微生物と粒子の両方を広げているためである．

作業環境に入室する要員の例には次がある．
- 製造要員，その監督者及び運営管理責任者
- 材料取扱者
- 製造技師
- 設計・開発技師
- 品質管理，品質保証，品質エンジニアリング要員
- 材料やサービスの供給者（清掃サービスを含む）
- プロセス設備の保守責任者
- 顧客
- 監査員
- 来訪者

また，製品又は作業環境との接触は，製品が実際に製造されない時間帯（夜間，週末，休日等）を含むことに留意する．

製品に悪影響を及ぼす可能性のある病状を有する人は，それらの作業から除外されなければならないか，又はそれらが回復するまでその領域に入ることを妨げられなければならない．要員は指導を受け，そのような条件を上司に報告するよう奨励される．これは，供給される医療機器の製造において特に重要である．
- 無菌
- 使用前滅菌用
- 微生物学的清潔性が重要な目的

特別な環境条件下（例：長時間の曝露が害をもたらすおそれがあるほど高レベル又は低レベルに温度又は湿度が管理された室内，又は換気扇によって有害煙を許容レベルに維持している室内又は区域）又は管理環境内で作業する必要がある要員に対して特別な訓練及び/又は監督を行うべきである．製造，保守，洗浄又は修理に関わる要員で，管理環境におけるタスクの遂行について訓練を受けていないあらゆる要員は，適切な力量の者が監督する場合を除き，入室を禁止しなければならない．この制限には，一時的にエリアに入る要員が含

まれる．

> **6.4.2 汚染管理**
> 適切な場合，組織は，汚染された又は汚染されている可能性がある製品の管理に対して，作業環境，要員又は製品の汚染防止のための取り決めを計画し，文書化する．
> 滅菌医療機器について，組織は，微生物又は微粒子による製品の汚染を管理するための要求事項を文書化し，製品の組立又は包装プロセスにおいて要求される清浄性を維持する．

意　図

この節では，組織が作業環境，人員又は製品の汚染を防止する計画を立てるための要求事項を規定する．滅菌医療機器の微生物又は粒子状物質による汚染の管理に関連する要求事項が追加された．

指　針

組織が汚染された製品を扱うことができる状況の例としては，
- 製造プロセスで使用される自然に汚染された材料
- 再使用のために顧客から返却された汚染製品
- サービス又は苦情調査のために顧客から返品された汚染製品

このような状況では，製品，作業環境又は要員の交差汚染を防ぐために設計された特別の取り決めにおいて考慮すべき項目の例には次がある．
- 汚染された又は汚染の可能性のある製品の識別
- そのような製品を取り扱うための隔離区域を用意する
- 汚染された，若しくは汚染された可能性がある製品，作業表面又は要員の取扱い，洗浄，除染手順の導入

滅菌製品，使用前に滅菌することを意図した製品及び生育可能又は生育不能の微粒子汚染（発熱性物質による汚染を含む）が製造又は使用に際して重要で

ある製品の製造中において，微生物及び微粒子の汚染レベルに特別な配慮がなされている．組織は，作業環境が使用中の製品の適合度に悪影響を及ぼす可能性がある場合，この環境は製品の汚染を制限し，実行される全ての作業に対して適切な条件を提供するように管理される．そのような製品は，定められた仕様の，適格で管理された環境で製造し，包装すべきである．製造工程全体で管理された環境が必要であることを除いて，検証された製品のクリーニングによって汚染を既知の一貫した管理レベルまで低減し，管理された包装でこのレベルに維持することができる．しかしながら，バリデーションされた洗浄手順を信頼している場合であっても，バリデーションされた洗浄及び包装プロセスを管理するために，管理された環境を確立する必要があるかもしれない．

7 製品実現

7.1 製品実現の計画

組織は，製品実現のために必要なプロセスを計画して，構築する．製品実現の計画は，品質マネジメントシステムのその他のプロセスの要求事項と整合性をとる．

組織は，製品実現におけるリスクマネジメントの一つ以上のプロセスを文書化する．リスクマネジメント活動による記録は維持する（4.2.5 参照）

製品実現の計画に当たって，適切な場合，組織は次を明確にする．

a) 製品に対する品質目標及び要求事項．
b) インフラストラクチャ及び作業環境を含む，製品に特有なプロセス及び文書（4.2.4 参照）の確立の必要性，並びに資源の提供の必要性．
c) 製品合否判定基準と共に，要求される検証，バリデーション，監視，測定，検査及び試験，取扱い，保管，流通及び製品特有のトレーサビリティ活動．
d) 製品実現のプロセス及びその結果としての製品が要求事項を満たしていることを実証するために必要な記録（4.2.5 参照）．

この計画のアウトプットは，組織の計画の実行に適した形式で文書化する．

注記　更なる情報は，ISO 14971 を参照．

意　図

この節は，製品実現計画及び計画活動を文書化することの重要性について，概要を示している．また，製品実現に用いるリスクマネジメントプロセスが確実に文書化されることの必要性を強調している．さらに，製品実現をめぐる計

画活動に加えて，組織は，製品の取扱い，保管，輸送及びトレーサビリティの活動にも取り組む必要がある．

指　　針

組織は，組織のQMS下で製造する医療機器が意図したとおり安全かつ有効であることを保証するために，製品実現を計画する必要がある．組織のQMSの一部として，製品実現活動は医療機器の安全性及び有効性に直接影響する．計画は他のQMSプロセスと矛盾があってはならず，また，次のことを含み得る．

- 要求されるインプットを特定する．
- プロセスにとって望ましい結果を規定する．
- 望ましいアウトプットを得るために必要な日程完了の目標を含め，活動の順序を規定し，文書化する．
- 要員に関して適切に資源を配置し，責任分担を明確にする．
- 必要なプロセスパラメータの監視測定を識別する．

計画文書化のゴールは，組織が製品実現活動を成功させるためのプロセスと要求事項を明確に理解できるようにすることである．計画のアウトプットは，製品実現において，誰が品質目標，プロセス，記録を含む文書，及び資源を確立する責任者であるかも定義するであろう．

リスクマネジメントプロセスは，様々な段階で実施されるリスク評価及びリスクを低減又は管理する活動とともに，製品実現において文書化される必要がある．リスクマネジメントから生じる記録の作成及び保管方法を規定し，実行する必要がある．

製品のリスクは，製品ライフサイクルの中で，通常設計・開発フェーズで検討され，製品の市販後の知識増大に伴って，更新されていく．製品が安全面及び機能面で期待されること（一般的な安全性，性能要求，基本要件，その他規制要求事項等）を満たすためにとり上げられるべきハザードを識別し，ハザードに関連するリスクを評価し，それらに対するリスク低減活動を識別するも

のとして，リスクマトリックスを用意することができる．それらマトリックスは，該当領域の専門家が用意する場合もある．適切なバックグラウンド（例：臨床）を備えた専門家がリスク評価の準備やレビューに参加することが重要である．

製品実現を通して適用されるプロセスのリスクも評価する必要がある．これは，製造プロセスのみならず，他のQMSプロセスも含み得る．通常，特定の重大なプロセスに関する危害を識別し，そのリスクを見積もり，それらリスクを受容可能な残留レベルまで低減する活動を識別するものとして，プロセスのリスク分析が用意される．

例えば，感染を引き起こす製品リスクが受容不可と見積もられ，使用前の滅菌で低減する事例を考える．この場合，製品の滅菌を達成できないという滅菌プロセスのハザードは，滅菌プロセスバリデーション及び適用できる滅菌規格に従った活動を実施することで軽減される．

リスク評価が"静止した"文書にならないようにすることが重要である．リスク評価は製品ライフサイクル（例えば，苦情調査の中で）を通して利用され，増大し続ける製品やプロセスの知識に伴って更新される必要がある．例えば，顧客苦情を通じて製品の不適合が申告された際，苦情担当者はとるべき対応を計画する一助として，既存のリスク評価を参照できるとよい．特定されたハザード / 危害に対しリスク評価されていなかった場合，既存のリスクマトリックスを更新することを検討するとよい．同様に，プロセス変更を実施する際，リスク評価が変更管理に含まれており，それに沿ってリスクマトリックスが更新されるとよい．

リスクマネジメント文書は，承認されたプロトコルによって準備され，変更に伴って更新される管理文書として維持する必要がある．加えて，リスクマネジメント文書は，定期的にレビューする必要がある．

7.2 顧客関連のプロセス
7.2.1 製品に関連する要求事項の明確化
組織は，次を明確にする．
a) 顧客が規定した要求事項．これには引渡し及び引渡し後の活動に関する要求事項を含む．
b) 顧客が明示してはいないが，指定された用途又は意図する用途が既知である場合，それらの用途に応じた要求事項．
c) 製品に関連し適用される規制要求事項．
d) 医療機器の指定された性能及び安全で有効な使用を保証するために必要となる全てのユーザートレーニング．
e) 組織が必要と判断する追加要求事項．

意　　図
この節は，新製品の実現を基本として，関係する要求事項を識別する重要性を強調している．この節は，医療機器の指定された性能及び安全な使用を保証するために必要となる全てのユーザートレーニングの決定についての要求事項を追加している．

指　　針
この節は，設計・開発のインプット，既存製品の引渡しに対する顧客の期待，及び受注又は製品引渡しに関する顧客のフィードバックとコミュニケーションをもたらす顧客関連のプロセスを扱う．

サービスを含む製品要求事項は，次のような付加的要因もカバーし得る．
・製品が販売される国又は地域の製品登録や製造所登録を含む法的要求事項
・意図する用途
・期待される性能
・引渡しスケジュール
・明示されていない顧客の期待

7.2 顧客関連のプロセス

医療機器について，意図する用途と合理的に予見可能な誤使用の両方の理解，及び使用方法を文書化する．このことは，新製品の設計・開発において格別重要である．記載された意図する用途及び合理的に予見可能な誤使用はリスクマネジメント活動に含めるとよい（上記 7.1 のリスクマネジメント活動を参照）．

7.2.2 製品に関連する要求事項のレビュー

組織は，製品に関連する要求事項をレビューする．このレビューは，組織が顧客に製品を提供することについてのコミットメント（例　提案書の提出，契約又は注文の受諾，契約又は注文への変更の受諾）をする前に実施する．レビューでは，次を確実にする．

a) 製品要求事項が定められ，文書化されている．
b) 契約又は注文の要求事項が以前に提示されたものと異なる場合には，それについて解決されている．
c) 適用される規制要求事項を満たしている．
d) 7.2.1 の要求事項によって明確にされた全てのユーザートレーニングが利用できるか，利用できるように計画する．
e) 組織が，定められた要求事項を満たす能力をもっている．

このレビューの結果及びレビューの結果に基づいてとった処置の記録を維持する（4.2.5 参照）．

顧客がその要求事項を書面で示さない場合には，組織は，受諾する前に顧客要求事項を確認する．

製品要求事項が変更された場合には，組織は，関連する文書を修正し，変更後の要求事項を関連する要員に周知することを確実にする．

意　図

この節の目的は，顧客への製品供給を約束する前に，顧客要求事項を十分に理解し，文書化することを確実にすることである．この節は，医療機器の規定

した性能及び安全な使用を確実とするために必要な全ての特定されたユーザートレーニングが利用できる，又は利用できるように計画されることを確実にするための要求事項を追加している．

指　　針

組織にとって，製品及び設計・開発プロセスの要求事項を決めることは，QMSを実行し，維持し，改善する上で，重要な活動である．

　一般的に，顧客は製品情報をレビューし，組織との接触（オンライン，電話，面談）を図り，結果的に製品要求の決定と注文の確定に至る．顧客との接触から注文確定に，直接交渉を行っている組織もあれば，ウェブサイト他の間接コミュニケーションを利用する組織もある．

　書面又は電子発注は，注文の詳細について恒久的な証拠を残すことができる．口頭で受注した場合，証拠を残し要求事項を確認するために特別の注意を払うとよい（例：顧客に確認のe-メールを送る）．

　顧客の注文又は契約の全ての項目は，要求を満たしていることを確実にするために，全ての項目をレビューする必要がある．

　全ての処理をウェブサイト上で行う場合，支払いを確認する前に要求事項を有効にレビューできる何らかの手段をウェブサイトシステムに組み込むことができる．

　処理の一部を組織と顧客の間で直接行う場合，レビューの方法は異なってくる（電話確認，見積もりと請け書，等）．検証すべき項目として，次のようなものがある．

・サプライチェーン内の製品の所在
・部品及び原材料の利用可能性
・現在の生産能力
・顧客納期どおりに引渡し可能か
・納期を考える上で外部パーティに支配されるプロセスがないか

　要求事項の中に，組織の通常の業務プロセスがカバーしていないもの，非現

実的又は達成不能と考えられるものがある場合，それらの要求事項は顧客と協力して解決するか，両者合意した上で修正する必要がある．それ故，組織と顧客が良好なコミュニケーションをとることは，齟齬を防ぎ必要な場合解決する上で基本である．可能な場合，コミュニケーションプロセスを策定し，顧客との齟齬を認識し解決する連絡責任者を明確に文書化するとよい．

レビューの証拠は，注文書にレビュー者の署名と日付とともに単純かつ十分な符号を残すことでもよい．より複雑なレビューが必要な場合，どのようにレビュー結果を残すかどうかは任意であるが，少なくとも主たる要件への結果を含むとよい．レビュー結果の記録は，保存することが求められている．

どのような理由であれ，注文又は入札若しくは両方に変更が生じる場合，変更内容をレビューし，初回の注文/入札と同じ方法で合意する必要がある．変更を受理した場合，変更が影響する組織内の全員に連絡することは必須である．変更が影響する文書についても，同様に修正する必要がある．

ある医療機器を利用可能としたい地域に関連する規制要求事項は，正式に特定し，文書化する必要があり，それらに要求に適合しない場合は対応する必要がある．規制要求事項は，医療機器そのものにかかる場合（例：医療機器規制，電気/放射線/圧力安全性，輸入等），製造（例：環境安全，QMS）及び機器の輸送・保管等（例：言語，特定の使用者，特別な保安対策，配送，指定代理人の要求事項）にかかる場合がある．規制上の不適合が解消されない医療機器は，使用されてはならない（7.2.3 参照）．

7.2.3 コミュニケーション

組織は，次に関して顧客とのコミュニケーションを図るための方法を計画し文書化する．

a) 製品情報
b) 引き合い，契約又は注文及びそれらの変更
c) 苦情を含む顧客からのフィードバック
d) 通知書

> 組織は，適用される規制要求事項に従い，規制当局とコミュニケーションを図る．

意　図
この節は，外部パーティとコミュニケーションするプロセスを扱う．また，規制当局とのコミュニケーション及びコミュニケーションを図るための方法を計画し文書化することを強調するとともに，関連する製品情報に関して適切な情報伝達ルートを維持することの重要性を示す．

指　針
組織は，製品情報，照会，取り決め，通知書，及び顧客苦情又はフィードバックに関して，顧客連絡担当に対する責任を明確にするとよい．通知書に関する更なる指針を，8.2.3 及び 8.3.3 に示す．

この節は，主に組織が顧客に供給する予定の製品に焦点を当てている．製品要求事項は，中間引渡し品（構成品，中間組立て品）や附帯サービス（例：パッシベーション，清掃，保全）といった追加的な要因もカバーし得る．7.3 の指針は，設計・開発の要求事項が適用されるかどうかを組織が判断するのに役立つ．

苦情，是正処置，予防処置，製品変更又は QMS の変更に関して，現在の世界の市場に存在する医療機器の規制スキームは，用語，定義，及び報告の要求事項が微妙に異なっている．これらのスキームは組織，規制当局，顧客，及びサードパーティの責任も異なっている．組織が製品の供給を意図する市場についての規制スキームを理解し適合するための準備をすることは非常に重要である．顧客とのコミュニケーションもまた組織がエンドユーザーまでのトレーサビリティを確立する又は検証する能力に影響する．これは，特別なトレーサビリティ要求事項がある埋込み医療機器（7.5.9 参照），又は規制当局によってトラッキング要求事項が課されている高リスク医療機器に対して特に重要である．

7.3 設計・開発

組織は，医療機器ライフサイクル［市販前（例えば，規制当局の承認のための申請において），製造中（例えば，当局査察又は監査の中で），市販後（例えば，報告基準又は通知書発行に合致する有害事象の報告）］を通して適用される規制当局とコミュニケーションする責任と権限を決めるとよい．

7.3 設計・開発
7.3.1 一般
組織は，設計・開発の手順を文書化する．

意　図

この節は，計画（7.3.2），インプット（7.3.3），アウトプット（7.3.4），レビュー（7.3.5），検証（7.3.6），バリデーション（7.3.7），移管（7.3.8），変更管理（7.3.9），ファイル（7.3.10）に関する新規又は番号の更新及び改訂された特定の要素の前に一般要求事項（7.3.1）を追加することで分かりやすくするために更新された．

特に，ISO 13485 のこの版は，設計・開発の移管活動を明確にするための要求事項を加えた．この追加は，設計・開発プロセスで製造の実現可能性を考慮することが必要ということを強調している．設計・開発移管のための計画を含む適正な設計・開発プロセスは，生産に移った製品が意図した用途に適した医療機器に変換される可能性を高めるであろう．

指　針

この節の要求事項は設計管理と呼ばれる．優良な設計・開発プロセスは，設計・開発の不可欠な部分として，アウトプットの体系的な評価を含んでいる．この節の要求事項は，設計・開発管理をプロセスに組み込まれた活動と手順の相互関係をもった一組として描くことを意図している．

焦点となるのは，設計・開発アウトプットがユーザニーズに基づく設計・開発インプットを満足することを確実にすることである．設計・開発活動の体系

的なレビューは，チェックとバランスをもたらすために実行される．レビューの結果として，設計・開発インプットからもたらされた要求事項の不備や，提示された要求事項とアウトプットの間の食い違いが設計・開発プロセスの早い段階で明白にされ，修正される．図2は，設計・開発プロセスのキーコンセプトを示した伝統的な図である．

　実際に，このアプローチは設計者と管理者に設計・開発プロセスの理解の高まりと視認性の改善をもたらすであろう．設計者には，使用者及び患者のニーズに対するアウトプットの適合の程度について理解が深まること，及び設計・開発プロセスの全ての参加者間のコミュニケーション及び調整の改善の両方により利益がもたらされる．視認性が向上することで，管理者は，設計・開発プロセスをより効果的に方向付け，問題を早期に認識し，修正し，資源の配分を調整することに力を注ぐことができるようになる．

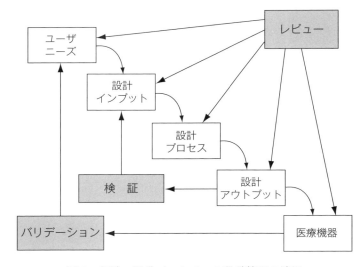

図2　設計・開発プロセスへの設計管理の適用

　図2に示された設計・開発プロセスは，設計・開発がフェーズ又はステージの論理的な順序で進む伝統的なモデルである．基本的に要求事項が明らかにされ，医療機器はそれらの要求事項に合致するように創り出される．その後，

7.3 設計・開発

その医療機器は検証され，バリデートされ，製造に移管され，量産される．実際には，プロセスの各フェーズとその前のフェーズの間に設計・開発の反復的特性を示すフィードバック経路が必要である．しかしながら，設計・開発プロセスにおける設計管理の影響力をより明瞭にするために，フィードバックの詳細は図2から省略されている．

設計・開発インプットと設計・開発アウトプットの検証の重要性がこの例によって示されている．インプットがレビューされ，受入れ可能とされた時点から，インプットを医療機器に変換する反復プロセスが始まる．最初のステップはシステムへのインプット又は高次の仕様への変換である．このように，仕様が設計・開発アウトプットである．高次の仕様がインプットと一致していることを検証した結果，それらは設計・開発プロセスの次のステップのインプットになっていく．この基本的な技法が，設計・開発プロセスを通して繰り返し使われる．それぞれのインプットがアウトプットに変換され，それぞれのアウトプットは，インプットに適合していることが検証され，プロセスの次のステップのインプットになる．このようにしてインプットは要求事項に適合する医療機器に変換される．

設計・開発レビューの重要性もまたこの例により示される．レビューは，設計・開発プロセスの戦略的な時点で実施する．例えば，インプットがアウトプットに変換される前にインプットが適正であることを確実にするためにレビューを実施する．その他のレビューは，模擬使用試験や臨床評価のための試作品が製造される前にアウトプットが適正であることを確実にするために利用される．他には，医療機器の生産への移管に先立って実施される．一般に，レビューは，活動又はフェーズが許容できる方法で完了した，及び次の活動又はフェーズを始めることができるという保証を与えるために用いられる．図2に示すように，設計・開発バリデーションは，設計・開発プロセスに従って製造された医療機器が実際にユーザニーズと意図した用途を満たすかどうかという点に取り組むために評価を拡張している．

自動車設計・開発での例が，これらの概念を明確にする一助となる．燃費は

一般的な要求事項である．これは，定められた一連の運転条件に対して特定グレードの燃料のリットル当たりのキロメートルの数として表される．自動車の設計・開発が進むにつれて，燃費の要求事項を含む自動車に必要なシステム及びサブシステムの仕様に変換される．これら様々なシステム及びサブシステムが進展するに従って検証方法は仕様に適合することを証明するために用いられる．多くの要因が燃費に直接影響するため，検証活動の多くは全体的なアウトプットが燃費の要求事項を満たしていることを確認するのに役に立つ．この検証は，試作品による模擬走行試験又は実走行試験を含んでいるだろう．この検証は，アウトプットが客観的証拠によって燃費の要求事項に適していることを証明する．しかしながら，これら検証活動のみでは燃費のバリデーションには十分ではない．燃費は，代表的なユーザーが量産車を代表する車を特定の運転条件で運転し，燃費が適切であると判断することでバリデートすることができる．このことが，特定の意図した用途に対する固有の要求事項が一貫性をもって満たされたという客観的証拠を提供する．

図2のモデルは設計管理の導入に有用であるが，実用上の有用性は限られている．このモデルは，比較的単純な医療機器の設計・開発に適用する．しかしながら，より複雑な医療機器には，コンカレントエンジニアリングモデルが医療機器産業で用いられる設計・開発プロセスのより代表的なものである．

伝統的な設計・開発シナリオでは，エンジニアリング部門が設計・開発プロセスを完成させ，公式に製品仕様書を製造部門に移管する．引き続き，その他のグループ又は機能が，製品を製造しサービスするプロセスを開発する．歴史的には設計者の意図と製造部門の現実に相違がしばしば生じ，生産性の低さ，手直し，再設計，あるいは製品サービスへの予想外の高コストのような望ましくない結果をもたらした．

コンカレントエンジニアリングの利点の一つは，医療機器の特性及び関連するプロセスを相互に最適化することを確実にしながら，設計・開発プロセスを通して製造とサービスの要員が含まれていることである．コンカレントエンジニアリングの主な動機は開発時間を短縮し，製造コストを削減することである

が，現実の結果として製品品質が改善されることもある．

コンカレントエンジニアリングは，技術と実践の範囲を包含する．設計管理の立場からは，コンカレントエンジニアリングが設計・開発と製造の間の線引きを曖昧にできることに留意すれば十分である．一方，コンカレントエンジニアリングモデルは，生産プロセスの開発が製造活動よりも設計・開発であることを強調している．他方で，医療機器の様々な構成品の生産は，医療機器全体の仕様が承認される前に生産に入ることができる．このように，設計・開発に関するコンカレントエンジニアリングモデルや他のより複雑なモデルは，通常，それぞれの構成品とプロセスが生産に入る前にバリデートされること，及び医療機器全体としてリリースの前にバリデートされることを確実にするレビュー及び承認の包括的なマトリックスが要求される．

リスクマネジメントは，マネジメントの方針，手順，及びリスクを識別・分析・管理及び監視するタスクの実践に体系的に適用することである．リスクを上手く管理するために経験，洞察及び判断が適用される枠組みであることを意図している．設計・開発プロセスへの影響から，この指針に含めている．

リスクマネジメントは，設計・開発インプットを識別することから始まる．医療機器が設計・開発プロセスを進む中で，新しいリスクが見いだされることがある．組織のシステムはリスクを識別し，必要な場合は低減しなければならない．リスクマネジメントプロセスは設計・開発プロセスに統合される．この方法で，リスクが特定され，変更が設計・開発プロセスの早い段階で容易かつ低コストで管理できる．

この例として，一般用途のX線照射装置の暴露管理システムをあげることができる．管理機能はソフトウェアによって達成されることを意図していた．設計・開発プロセスの後期になってからソフトウェアで制御できない幾つかの故障モードが見つかった場合，患者への暴露時間を許容可能なレベルに緩和するバックアップタイマーを追加するための高価な設計変更を実施しなければならなくなる．

設計管理を実行するために必要な手順と作業標準に加えて，設計・開発プロ

セスの中で考慮しなければならない医療機器の安全性と性能以外の他の因子を決定するための方針と手順が必要であろう．方針と手順の例として適切なものとして次のものがある．

- リスクマネジメント
- 医療機器の信頼性
- 医療機器の耐久性
- 医療機器の保守点検の容易さ
- 医療機器のサービスの容易さ
- ヒューマンファクターエンジニアリング
- ソフトウェアエンジニアリング
- 規格の利用
- 構成管理
- 法的要求事項の遵守
- 医療機器の評価（第三者の製品認証や承認も含み得る）
- 臨床評価
- 文書管理
- コンサルタントの利用
- 外部パーティの利用
- 組織の経験／過去データの利用

7.3.2　設計・開発の計画

組織は，製品の設計・開発の計画を策定し，管理する．適切な場合，策定した計画文書は維持し，設計・開発の進行に応じて，更新する．

設計・開発の計画において，組織は次について文書化する．
a)　設計・開発の段階
b)　設計・開発の各段階で必要なレビュー
c)　設計・開発の各段階に適した検証，バリデーション及び設計移管の活動

7.3 設計・開発

d) 設計・開発に関する責任及び権限
e) 設計・開発へのインプットに対する設計・開発アウトプットのトレーサビリティを確実にする方法
f) 要員の力量を含む必要な資源

意　図

この節は，設計・開発プロセスの計画の重要性及び設計・開発フェーズ及びプロセスの要素を文書化するために要求事項を強調する．

指　針

組織は，製品の設計・開発を計画し管理する必要がある．これには，次を含む．
・設計・開発の段階を決定する．
・設計・開発の各段階にふさわしいレビュー，検証，及びバリデーションを決定する．

誰が設計・開発の責任と権限をもつかを明確にすることが必要である．一般的に，組織の様々なグループや機能が設計・開発に関わるので，組織を横断する責任者を明確にした効果的なコミュニケーションが重要である．

設計・開発の進捗に合わせて，適切な場合，計画が更新されたという証拠が必要である．

計画は，設計・開発プロセスが適切に管理されること及び医療機器の品質目標に適合することを確実にする必要がある．この計画は，設計・開発管理を含む品質計画及び製品実現の要求事項に関する組織の QMS 規定と一貫性があるとよい．

設計・開発計画は，誰がどのように実施するのか，どのような文書と記録を残すかを含むレビュー，検証及びバリデーションの方法を明確にするとよい．通常，次の要素が設計・開発計画で取り扱われる．
・設計・開発プログラムのゴール及び目標(例えば，何を開発するか)の記述

- 製品に対して意図する市場（少なくとも，大まかな初期評価）
- 設計・開発管理に適用する QMS 文書，手順，生じる記録の明確化
- 供給者とのインタフェースも含め，設計・開発フェーズ中の品質保証に関する組織的な責任の明確化
- 実施すべき主要なタスク（又は設計・開発管理の段階/フェーズ），それぞれのタスク又は段階/フェーズからの結果として生じる期待されるアウトプット（成果物及び記録），並びにそれぞれのタスク又は段階/フェーズの完了に責任をもつ個人又は組織（要員及び資源）の明確化
- プログラム全体を時間の制約に合わせる主要なタスク又は段階/フェーズのスケジュール
- レビューする人の選定，レビューチームの構成，及びそれぞれのタスク又は段階/フェーズでレビューする人が従うべき適切な手順を含む設計・開発レビューの体系化
- 仕様の策定，検証，バリデーション及び製造に関連する活動のための，適切な既存の及び予期された測定及び監視要求事項の明確化（7.6 の指針も参照）
- リスクマネジメント活動
- 供給者選定

計画は，予測可能な時間枠と記録を示すと同時に，管理者が設計・開発プロセス全体にわたって管理できるようにする．計画は，設計・開発チームメンバーに方針，手順，目標/ゴールを明確に伝えることによってこれら全てを完成する．計画はまた，QMS 目標への適合性測定のための基礎も提供する．

必要な設計・開発レビューの回数を決める際，次のことを考慮する必要がある．

- 設計・開発に明確なフェーズ又はステージがあるか？
- より終盤のステージまで不具合に気付かなかった場合，どのような結果となり，どのような処置をとるべきか？
- 設計・開発のタイムスケールはどれぐらいか？

7.3　設計・開発　　　　　　　　　　　　　　　109

　ある技術では，設計・開発プロセスと生産プロセスの開発の相互関係が密接になることがあるが，他のものでは相互関係がありそうにない．関係の親密さに関わらず，設計・開発から生産への移管は，設計・開発計画の中で取り扱う必要がある．設計・開発アウトプットは製造プロセス内でのばらつきに耐え，製造プロセスは意図したとおりの安全性と性能をもった製品を一貫して生産する能力と安定性があるとよい．しばしば，このことが設計・開発と生産プロセス開発活動において非常に相互に作用し合った結果を生む．

7.3.3　設計・開発へのインプット

　製品要求事項に関連するインプットを明確にし，記録を維持する（4.2.5参照）．インプットには次を含める．
a) 意図する用途に対応する機能，性能，ユーザビリティ及び安全上の要求事項．
b) 適用される規制要求事項及び規格．
c) リスクマネジメントからの適用できるアウトプット．
d) 適切な場合，以前の類似した設計から得られた情報．
e) 製品及びプロセスの設計・開発に不可欠なその他の要求事項．
　これらのインプットについては，その適切性をレビューし，承認する．
　要求事項は，漏れがなく，曖昧ではなく，検証又はバリデーションが可能で，かつ，相反しない．
　　注記　更なる情報は，IEC 62366-1 を参照．

意　　図

　この節は，設計・開発プロセスへのインプットの適切な決定及び文書化，並びに検証又はバリデートすることが可能でなければならない製品要求事項の重要性を強調している．さらに，設計インプットとしてユーザビリティの要求事項を含めるという明確な要求事項が追加された．

指　　針

重要な検討事項は顧客要求であり，これは必ずしも明確には記述することができない．設計・開発プロセスにとって更に危機的とさえなり得る顧客が明示しない期待に気付くことが重要である．レビューは，結果として考慮すべき追加情報をもたらす可能性がある．その他の考慮し，記録する必要がある要素として，次がある．

- 製品及びサービスに関連する法的要求事項
- 規格
- 市場調査及び分析
- ベンチマークの結果
- 業界の慣習
- 可能な場合，類似の設計から由来する情報を含む，過去の経験
- 組織が設計・開発に不可欠と考えるその他の要求事項
- 包装及び取扱い要求事項

全ての設計・開発インプットは，それらが必要な構成要素を全て満たし，曖昧でなく，相互に矛盾のないことを確実にするためにレビューし，承認することが必要である．相互に矛盾がないとは，設計・開発のインプットの最終承認に先立って対立を解消するために，組織がインプットを適切に優先付けすることを意味する．

組織は，安全性及び性能のための法的要求事項を含め，適用可能な規範，規制及び規格の最新版をもっていることを確実にすることが必要である．

インタフェースに関連する設計・開発要求事項は，その製品がどのように使用されるかに基づいて互換性の必要な製品を定義する．例として，全てのケースで重要なインタフェースは，ユーザー又は患者とのインタフェースである．加えて，インタフェースの要求事項は，組織の管轄外になる外部システムとともに使用する結果として要求される医療機器の特性にも関係する．例えば，医療機器に接続される他の設備や医療機器がある．

追加情報として，ISO と IEC が共同開発したヒューマンファクター又はユ

7.3　設計・開発　　　　　　　　　　111

ーザビリティ規格 IEC 62366-1:2015 "Medical devices—Part 1: Application of usability engineering to medical devices" に追加情報がある．

> **7.3.4　設計・開発からのアウトプット**
> 設計・開発からのアウトプットは次に適合する．
> a)　設計・開発へのインプットで与えられた要求事項を満たす．
> b)　購買，製造及びサービス提供に対して適切な情報を提供する．
> c)　製品の合否判定基準を含むか又はそれを参照する．
> d)　安全な使用及び適正な使用に不可欠な製品の特性を明確にする．
> 　設計・開発からのアウトプットは，設計・開発へのインプットと対比した検証に適した形式とする．また，次の段階に進める前に，承認を受ける．
> 　設計・開発からのアウトプットの記録は，維持する（4.2.5 参照）．

意　　図

この節は，設計・開発プロセスのアウトプットに対する要求事項を述べている．

指　　針

組織は，設計・開発プロセスの結果が，設計・開発インプットを満たすことを確実にする必要がある．

設計・開発アウトプットとして様々なものがあり得る．例えば，

・図面及び計算式

・原材料，構成部品，中間製品，及び医療機器の仕様

・包装及びラベリングの仕様

・部品リスト

・顧客のトレーニング資料 / 資材

・プロセスの仕様

- 構成部品及び中間製品並びに医療機器
- 製品及びプロセスのソフトウェア
- 品質保証手順（合否基準を含む）
- 製造及び検査の手順
- 作業環境の要求事項
- 監視及び測定機器の必要性
- 識別及びトレーサビリティの要求事項（必要なら手順も含む）
- 据付け及びサービスの手順及び資材
- 適切な場合，医療機器を販売する地域の規制当局に申請する文書
- 設計・開発プロセスが設計・開発計画に従って実施されたことを実証する記録

アウトプットをどのような形態にするか決める中で，誰がどのような状況でアウトプットを使うのかを考慮する必要がある．例えば規制当局は，遵守する必要がある特定の様式を定めていることがある．7.3.6 の設計・開発検証のトレーサビリティに関する指針を参照．

組織は，アウトプットの検証をどのように決定するかについての証拠があること，及び設計・開発アウトプットの記録が設計・開発インプットに対して検証可能な形態で示されることを確実にする必要がある．

7.3.5 設計・開発のレビュー

設計・開発の適切な段階において，次を目的として，計画し文書化された取り決めに従い体系的なレビューを行う．

a) 設計・開発の結果が要求事項に適合する能力があるかどうかを評価する．

b) 必要な処置を明確にし，提案する．

レビューへの参加者として，レビューの対象となっている設計・開発段階に関連する部門の代表及びその他の専門家を含める．

対象とした設計，参加者の識別及び日付を含めこのレビューの結果及び

7.3 設計・開発

全ての必要な処置の記録を維持する（4.2.5 参照）．

意　図

この節は，設計・開発プロセスの結果に対する体系的なレビューの重要性を示している．

指　針

設計・開発レビューは，設計・開発計画に記載されたとおりのプロセスの実行及び次を確認するために実施する設計・開発プロセスの一部である．
- 各設計・開発ステージのアウトプットが設計・開発インプットを満たしている．
- 問題が明確になっている．
- その解決策が見つかった．

組織は，設計・開発計画において概略を示したとおりに，設計・開発レビューを完結しなければならない．レビューは，設計・開発プロセスのいずれのステージでも開催することができる．比較的単純な製品なら，少ないレビューで完了できる．例えば，単純な手術用器具（例えば，外科用のメス又はねじ回し）の設計・開発において，必要なレビューは少なくなる．複雑な製品なら，数回のレビューが求められることがあり得る．例えば，ソフトウェアの開発では，顧客との協議を含めて，プロセス全体を通して頻繁なレビューが必要になることもあり得る．

設計・開発レビューは，設計・開発プロジェクトに直接参加するチームだけで実施するのではなく，独立したレビュー者及びその製品の生産に携わるメンバーも含めるとよい．法的管轄によっては，設計・開発プロセスのレビューに参加する者としてレビューされる設計・開発ステージに直接責任をもたない独立したレビュー者を要求することがある．レビューは，組織内の要員だけでなく，関連するなら，顧客や外部供給者のような部外者を含めてもよい．参加者の推奨リストには製造，業務，営業，マーケティング，品質，薬事，臨床，財

務，サービス，技術サポート又はトレーニングが含まれる．レビューで問題が明らかになった場合，その解決のためにどのような処置をとるか決定する必要がある．その処置の結果は，次のレビューの一部とするとよい．

適切な手段を用いたレビューの記録を保持する必要がある．例として，複雑な設計・開発プロジェクトが公式な会議でレビューしてもよく，その会議の議事録がレビューの記録の構成要素となる．

維持される記録によって，組織が次であることを示さなければならない．

- 設計・開発プロセスが要求事項を満たしている程度を評価する適切なステージで実施された体系的なレビューが実施されたこと
- 提案された必要な処置に関する問題が特定されていること
- レビューの参加者が特定されていること
- 設計・開発の種々のステージから代表者が参加していることを確実にしていること

7.3.6 設計・開発の検証

設計・開発からのアウトプットが，設計・開発へのインプットの要求事項を満たしていることを確実にするために，計画し文書化した取り決めに従って設計・開発の検証を実施する．

組織は，方法，許容基準を含む検証計画を文書化する．また，適切な場合，サンプルサイズの根拠となる統計的手法を検証計画に含める．

意図する用途が，医療機器の他の機器への接続又はインタフェースを要求している場合，検証には，接続又はインタフェースした状態で，設計からのアウトプットが，設計へのインプットを満たしていることの確認を含む．

検証の結果及び結論並びに必要な処置の記録を維持する（4.2.4，4.2.5参照）．

7.3 設計・開発

意　図

　この節は，適切な立証する客観的証拠を用いてあらかじめ定めた判定基準を満たすことにより，設計・開発のアウトプットが設計・開発のインプットを満たすことを検証するための要求事項の概要を示す．検証計画の要求事項及び医療機器インタフェースへの考慮も含まれる．

指　針

　検証は，客観的証拠の提供を通して，設計・開発プロセスのアウトプットが，プロセスの開始時に必要不可欠なものとして特定された要求事項を満たしていることを確認することである．大きいプロジェクトでは，設計・開発プロセスはしばしば幾つかのステージに分けられ，検証はステージごとに行われ得る．検証計画は，設計・開発のアウトプットが個々のインプットを満たしていることを実証するために実行する全ての活動を方向付けるために立てられる．これらの計画は，アウトプットがインプットに直接リンクするトレーサビリティマトリックスを含む場合がある．一つの設計・開発インプットに合致する複数のアウトプットがある場合もある．このマトリックスは，全てのインプットが取り組まれたことを確実にするためによく使われる．検証計画は，トレーサビリティの要求事項と同様に生産性にも取り組むとよい．加えて，検証試験方法は，それら試験方法の認定も含むとよい．

　設計・開発アウトプットに対する判定基準は，合格基準を取り巻く許容可能なばらつきを含むように決めておくとよい．これらの判定基準は，アウトプットが失敗した場面に発生するリスクを考慮に入れるとよい．リスク分析のアウトプットは，判定基準の正当性を示すことに使うことができる．

　検証に用いる製品は，最終製品を代表すべきである．要求事項は，設計・開発アウトプットが一貫して満足していることを実証するように確立するとよい．データ分析に統計的手法を選択する場合，分析の種類に対して方法が適切であることを確実にするように注意を払うとよい．製品要求事項や統計的手法は検証に用いる製品数及び実施する試験数の決定に用いられる．

最終的に，検証計画には判定基準に合致しない場合にとる処置を含めるとよい．検証でアウトプットがインプットを満たさないことが示された場合，組織はそれに対して何をするか決める必要がある．組織が決める処置の結果は，次の設計・開発レビューの一部とするとよい．

7.3.7 設計・開発のバリデーション

結果として得られる製品が，規定した適用又は意図する用途への要求事項を満たす能力があることを確実にするために，計画し文書化した取り決めに従って設計・開発のバリデーションを実施する．

組織は，方法，許容基準を含むバリデーション計画を文書化する．また，適切な場合，サンプルサイズの根拠となる統計的手法をバリデーション計画に含める．

設計・開発のバリデーションは，製品を代表するもので実施する．製品を代表するものは，初回生産品のユニット，バッチ，又はこれらと同等なものを含む．バリデーションに用いる製品の選択の根拠を記録する（4.2.5 参照）．

設計・開発のバリデーションの一部として，組織は，適用される規制要求事項に従い，医療機器の臨床評価又は性能評価を実施する．臨床評価又は性能評価に用いる医療機器は，顧客の使用のためのリリースとはみなさない．

意図する用途が，医療機器の他の機器への接続又はインタフェースを要求している場合，バリデーションには，接続又はインタフェースした状態で，その製品が規定した適用又は意図する用途に合致することの確認を含める．

バリデーションは，顧客の製品使用のためのリリースに先立ち完了する．

バリデーションの結果及び結論並びに必要な処置の記録を維持する（4.2.4，4.2.5 参照）．

7.3 設計・開発

意　図

　この節は，設計・開発プロセスのアウトプットがユーザニーズを適切に満たしていることの確認に関する要求事項の概要を示す．バリデーション計画の要求事項及び医療機器インタフェースへの考慮も含まれる．

指　針

　バリデーションは，客観的証拠を提示することを通して，医療機器が特定の意図した用途又は使用方法に対する要求事項を満たしている能力があることを確認することである．バリデーション計画は，医療機器が顧客要求事項を満たしていることを実証するために実行する全ての活動を方向付けるために開発する．バリデーション計画は，トレーサビリティの要求事項だけでなく製造のことも取り上げるとよい．加えて，バリデーション計画は，その方法の認定も含むとよい．

　設計・開発アウトプットに対する合否判定基準には，判定基準近傍の許容可能なばらつきを含むように決めておくとよい．これらの判定基準は，医療機器が使用中に故障した場面に生じるリスクを考慮に入れるとよい．リスク分析のアウトプットは，判定基準の正当性を示すことに使うことができる．

　バリデーションに用いる製品は，医療機器を代表するものである．要求事項は，医療機器が一貫して機能することを実証するような方法で確立するとよい．データ分析に統計的手法を選択する場合，分析の種類に対して方法が適切であることを確実にするように注意を払うとよい．医療機器要求事項及び統計的手法はバリデーションに用いる製品数及び実施する試験数の決定に用いる．

　バリデーション計画には判定基準に合致しなかった場合にとるべき処置を含めるとよい．

　設計・開発バリデーションに用いる医療機器は，最終的な製品（例えば，生産設備又はプロセスが，バリデーション目的の生産と市場供給目的の生産との間で変わることがあることを認識した上での初期生産品でもよい）と特定される状況下で生産する必要がある．バリデーションは，実際の，又は模擬的な使

用状況下で実施し,また,法的要求事項に従った臨床調査も含み得る.最終製品及びプロセス条件を代表する製品を用いて設計・開発バリデーションを実施しない場合若しくは実際の又は模擬的な使用状況下で実施しない場合,バリデーションが不適切となる又は誤解を招く可能性があるため重要である.組立及び試験用の試作品又は実験室環境で組み立てられたモデルで製品の適切性を判断することは,必ずしも許されるとは限らない.

国又は地域の規制が,設計・開発バリデーションの一部として臨床評価を要求する場合がある.臨床評価は,医療機器が意図したとおり機能することを確実にするために,次の一つ以上を含み得る.

- 設計・開発する医療機器に関連のある信頼できる科学文献の厳密な分析
- 類似の医療機器又は材料が臨床的に安全であるという過去に用いられた証拠
- 臨床調査(又は臨床試験)

臨床評価に関する追加的な要求事項については,ISO 14155 シリーズを参照するとよい.

体外診断用医療機器に対して,性能評価は医療機器が臨床検査室又は適切な外部環境で意図したとおり機能することを確実にするために実施されるインビトロ検討からなる.

バリデーションの結果,製品が上記の要求事項を満たさないことが示された場合,組織はそれに対して何をするかを決める必要がある.組織が決める活動の効果は,次の設計・開発レビューの一要素とするとよい.

バリデーションプロセスの結果は,変更や改良(又は次回の設計・開発の改定あるいは製品及びサービスの次の世代)につながる可能性があるので,設計・開発プロセスの各ステージにフィードバックするとよい.

用いたバリデーション方法は記録する必要がある.記録は,設計・開発バリデーションが計画された取り決めどおりに実施されたことを実証し,結果として得られた製品が既定の又は既知の意図した用途に対する要求事項を満たし得ることを実証する.バリデーションの結果は必要な処置とともに記録する必要

がある．

バリデーションは，製品の引渡し又は利用前に完了しなければならない．

> **7.3.8 設計・開発の移管**
> 組織は，設計・開発のアウトプットを製造に移管するための手順を文書化する．この手順は，設計・開発のアウトプットが最終製造仕様になる前に，製造に適していることが検証されていることを確実にし，その製造能力が製品要求事項を満たすことができることを確実にする．
> 移管の結果及び結論は記録する（4.2.5 参照）．

意　　図

この全く新しい節は，設計・開発プロセスのアウトプットが適切に製造環境に移管されることを確実にするためのプロセスを説明する．

指　　針

製造への移管は，仕様及び手順のレビュー及び承認の後に実施すべきである．製品実現の計画は，製造（製造能力，部品／材料の利用可能性，製造設備の必要性，作業者のトレーニング等），及び考えられる適合性評価の要求事項（手順，方法，設備）も考慮するとよい．この計画は，個々の仕様が製品実現に関連する特定のプロセス又は手順に正しく取り込まれることを確実にするために全ての仕様を網羅するとよい．これらを失敗すると，間違った原材料グレードや量の購入，不適切な製造方法，バリデーションされていないプロセス，不明確な作業手順，不正確なラベリングのような理由による生産の遅れ及び不適合製品を引き起こすことがある．仕様，方法及び手順の適格性は，プロセスバリデーションを通じて実証することができる（7.5.6 参照）．

設計・開発移管の計画において，移管計画が確立され，調達活動が開始され，購買手順に従って材料及び供給者が認定される．プロセスバリデーションは，移管前又は移管中に始めることができる．

設計・開発移管は，製品が正確に製造プロセスへ移管されたことが確認された時点で終了する．組織は，設計・開発アウトプットが製造に効果的に移管される文書化された手順及び記録が維持されていることを確実にする必要がある．

> **7.3.9 設計・開発の変更管理**
>
> 組織は，設計・開発の変更を管理する手順を文書化する．組織は，医療機器の機能，性能，ユーザビリティ，安全性，適用される規制要求事項，及び意図する用途に対する変更の重要性を決定する．
>
> 設計・開発の変更は，識別する．変更を実施する前に次を行う．
> a)　レビューする．
> b)　検証する．
> c)　適切な場合，バリデーションを行う．
> d)　承認する．
>
> 設計・開発の変更のレビューには，その変更が，構成部品及びプロセス内又は引渡し済みの製品，並びにリスクマネジメントのインプット又はアウトプット及び製品実現プロセスに与える影響の評価を含める．
>
> 変更，変更のレビュー及び全ての必要な処置の記録（4.2.5参照）を維持する．

意　　図

この節は，リスクマネジメント及び製品実現プロセスのアウトプットだけでなく，プロセス内にある製品に対して変更の影響が評価されるという要求事項を含めて，設計・開発の変更の管理及び文書化のための要求事項を提供する．また，設計・開発の変更の重大性及び医療機器への潜在的影響を決定する際に考慮すべき詳細も含まれる．

指　　針

組織は，記録が製品の設計・開発に係る全ての変更を含むこと確実にする必

7.3 設計・開発

要がある．組織は，それら変更がレビューされ，検証され，適切な場合バリデーションされ，変更の実施前に承認されている証拠を示さなければならない．レビューの一部として，組織は，全ての適切な部署及び要員からのインプットとともに，構成部品及び引渡し済みの製品で変更の影響を評価する必要がある．

通常，設計・開発の変更が起こり得るのは，次の二つの状況である．
1) 初回の設計・開発中
2) 製品の出荷開始後

製品への組込みのための設計・開発インプットの承認後になされた設計・開発の変更，及びいったん製造に引き渡された製品に欠陥を修正するためになされた変更は，文書化されなければならない．

これら変更の記録は，製品の評価の履歴となり，不具合調査や将来の製品開発の手助けとするために非常に貴重である．そのような記録は，エラーの繰り返し及び安全でない又は有効でない医療機器の開発を防ぐことができる．評価と文書化の度合いは，変更の重大性に見合うものとするとよい．手順は，設計・開発要求事項がレビューされ承認された後，製品の製造開始前の変更であれ製造開始後の変更であれ，製品への変更をレビューし，適切な場合バリデート／検証し，承認することを確実にする必要がある．さもなければ，医療機器が適切に機能しなくなり，安全でないか，有効でない状況になり得る．

設計・開発プロセスを通して，変更の全体的な影響を見極めることができるようにするため，変更を文書化し，組織の関連する機能に伝達することが重要である．

次の活動を考慮することが重要である．
・変更の識別
・設計・開発計画のレビューと必要に応じた更新
・リスクマネジメント及びリスク分析のレビュー又は更新
・変更のレビュー，検証，及びバリデーション
・変更実施に先立ってのレビューと承認

・既に生産し引渡し済みの製品への関連性の検討
・変更及び関連する活動の文書化
・医療機器ファイルと規制関連書類の更新
・変更の有効性のフォローアップ

仕様，方法，又は手順に変更がされる場合，組織は，規制当局に新規又は改定した申請／登録が必要かどうか決定するための文書化された手順に従って変更を評価するとよい．この評価と結果の記録を維持する．

> **7.3.10 設計・開発ファイル**
> 組織は，個々の医療機器の型式又は医療機器ファミリについて設計・開発のファイルを維持する．このファイルは，設計・開発の要求事項への適合性を示すために作成された記録，及び設計・開発の変更の記録を含むか又は参照する．

意　　図
この全く新しい節は，医療機器のタイプ又はファミリごとに一つのファイルとして維持すべき設計・開発プロセスの中で生成される記録の概要を示している．

指　　針
設計・開発ファイルは，医療機器ごと又は医療機器ファミリごとに作成し，医療機器の設計履歴を記した公式文書である．このファイルは製品の履歴を提供するため，管理及び維持が重要である．ファイルは，設計・開発プロセスの中で生成された実際の文書を集めたもの，又は文書とその保管場所を示したインデックス，いずれかで差し支えない．設計・開発の記録を編集したものは，設計履歴簿［Design History File（DHF）］と呼ばれることもある．

ファイルは設計・開発計画を含み，設計・開発手順を含めた設計・開発計画への適合性を確立するために必要な全ての記録を包含するか又は参照する．対

照的に，最終の設計・開発アウトプットは医療機器，そのラベリング及び包材，医療機器の仕様及び図面だけでなく，製造，据付け，保守及びサービスのための全ての指示書と手順も含む．これら同じ設計・開発アウトプットの幾つかも，医療機器ファイルの一部になる（4.2.3 参照）．

設計・開発ファイルは，医療機器が承認された計画に従って開発され，意図したとおりに機能し，医療機器に対する適切な要求事項を満たしたことを実証するのに必要な記録を含むか参照する．ファイルは，組織が設計・開発プロセスへの管理を行使し，責任を負うことができ，それによって医療機器が設計・開発要求事項に適合する可能性を高めるために必要である．

設計・開発ファイルは次のものを含み得るが，これに限らない．

- エンジニアリング，実験室，模擬使用，動物実験の結果，及び医療機器の安全性に関する医療機器又は本質的に同等な医療機器に適用可能な公知文献の評価結果並びに仕様への適合性
- 試験方法の設計，試験プロトコル，データ分析の手法の詳細情報，加えてデータの要約及び試験結果並びに結論
    - 生体適合性（患者又はユーザーに直接又は間接接触する全ての材料を特定していること）
    - 物理，化学及び微生物学的特性
    - 電気的安全性及び電磁両立性
    - 安定性 / 有効期限
- ソフトウェアの設計・開発プロセスを示したソフトウェアの検証及びバリデーション並びに最終のリリースに先立って全ての異なるハードウェア構成で実施した社内及び模擬的又は実際のユーザーの両方の環境試験の結果の要約，該当する場合，製造業者から提供された情報で特定された OS を含むソフトウェアバリデーションの証拠
- GLP（good laboratory practice）の原則の適用の証拠及び化学物質の試験への適用の検証
- 臨床評価報告書

・市販後臨床調査計画及び市販後臨床評価報告書
・対規制戦略及び提出文書

> **7.4 購買**
> **7.4.1 購買プロセス**
> 　組織は，購買製品が規定した購買情報を満たすことを確実にするための手順を文書化する（4.2.4 参照）．
> 　組織は，供給者の評価及び選定の基準を確立する．この基準は，次による．
> a) 組織の要求事項に合致する製品を提供する供給者の能力に基づく．
> b) 供給者のパフォーマンスに基づく．
> c) 購買製品が医療機器の品質に与える影響に基づく．
> d) 医療機器に付随するリスクに見合う．
> 　組織は，供給者の監視及び再評価を計画する．購買製品が要求事項に合致する上での供給者のパフォーマンスを監視する．その監視の結果を，再評価のプロセスに入力する．
> 　購買要求事項を満たさないときは，購買製品及び適用される規制要求事項への適合に伴うリスクに見合うように，供給者とともに解決する．
> 　供給者の能力又はパフォーマンスの評価，選定，監視及び再評価の結果並びにそれらから必要とされた処置の記録は維持する（4.2.5 参照）．

意　　図

　この節は，購買製品のための要求事項が合致していることを保証するために必要な購買プロセスについて記述している．上位のレベルにおいて，通常行う購買プロセスは，供給者の

・選定
・認定
・監視

である．

　リスクベースのアプローチは，サービスを含む購買製品がもつ医療機器の安全性及び性能，又はQMSへの適切性，妥当性若しくは有効性のリスクに基づき，各ステップに適用できる．ISO 13485及び規制要求事項を満たすため，各ステップは，幾つかのプロセスを含むことがある．例えば，監視ステップにおいて，組織は，受入検査，監査及びフィードバックプロセスを使うことができる．

指　　針

　各規制当局は，最終的には，組織が適用できる規制上のQMS要求事項への合致に第一次の責任をもっているものとしている．規制要求事項への適合に最終的な責任をもつ組織は，その適用できる規制要求事項への適合への責務及び責任を委託（契約であれ他の方法であれ）することはできない．すなわち規制要求事項への適合の責任は，外部業者に委託することはできない．これは，外部業者は，組織の広義での社内の要素であるが，異なるQMSで運営されていることを含む．例えば，もし外部業者が組織の内部監査の適用範囲外である場合，その供給者は別のQMSの下にあり，外部業者又は供給者と考えなければならない．

　全社品質方針及び手順をもつ会社は，全ての部門又はグループを同じQMSの下に置く必要はない．それ故，ある部門又はグループは，同じ会社の他の部門又はグループにとって外部の供給者となり得る．そのような供給者は他の外部供給者と同じ方法で管理することとなる．一方，もし組織が単一のQMSをもっている場合，全てのビジネスユニット，部門及びグループは地理的な場所に関わらず同じQMSでカバーされることとなり，これらは同じQMSでカバーされた組織の一部又は内部供給者とみなされる．この概念の更なる定義はISO 9000を参照．

　供給者（例えば，受託滅菌業者，受託ラボ，医薬品製造業者，他の医療機器製造業者等）によっては，規制当局又は規制当局に代わるサードパーティによ

るある種の監視を受ける場合がある．しかしながら，この監視によって，供給者から入手する製品に対する管理を確立し証拠を提供する組織の責任を免れることはできない．

　規制当局及びサードパーティは，供給者からの製品についての管理の客観的証拠が提供されるか，直ちに入手可能かを確認するために組織を査察／監査する．供給者からの製品に関する管理の客観的証拠へのアクセスができなかったり，証拠がなかった場合，組織のQMSは不適合であるとの結果になり得る．

　供給者の管理は，判断基準を確立し，評価し，選定し，日常の監視を実施し，再評価するプロセスである．プロセスの適用は，購買又は他の方法で外部供給者から受け取るサービスを含む製品及びプロセス（4.1参照）に伴う性質及びリスクに依存する．供給者から得る製品に対する管理を確立するプロセスは通常7段階で構成される．

　・計画
　・供給者候補の選定
　・供給者の評価と決定
　・管理の確定
　・配送，測定及び監視
　・是正処置及び予防処置を含むフィードバック及びコミュニケーション
　・再評価

　図3は組織が実施するキーとなる活動を，組織の管理を立証することを助けるために作成することができるその客観的証拠の型の例とともに図示したものである．これらの活動の幾つかは同時に進められる場合もある．このリストは全てを包含したものを意味するものではなく，他の例も加えることができる．さらにこれらの活動の幾つかは他のQMSプロセスで発生することもある．例えば，供給者管理の計画は品質計画の中で発生することがある．図の中に示された客観的証拠の例は，医療機器の安全性及び性能に関してのみの規制監査を前提としたものであり得る．

　この図はGHTF/SG3/N17:2008からとられたものであり，更なる情報はこ

の文書を参照．

　組織が特定の供給者を利用するかを決定するとき，判定基準並びに評価及び選定の基礎を文書化する．供給者の選定に当たって，尋ねたくなるような質問は，次の一つか複数を含むだろう．

- 必要な資源（例：装置，要員）をもっているか？
- QMS をもっているか，それは認証されているか？
- どれだけ信用できるか？
- 欲しい物を提供できるか？
- 適切な能力をもっているか？
- 提示した出荷時期が可能か？
- 前に使ったとき，上手くいったか？
- 評判はよいか？
- 信用評価はよいか？
- そこに変更（例：そこが買収され新しい経営又はオーナーとなる，場所が変わる，新しい装置を入手，キーとなる要員が転職又は異動する）が発生していないか？

　計画及び選定のプロセス及びこれに伴う管理は，適用に当たって異なる場合がある．例えば，

- オリジナルな装置メーカ（OEM）
- 物流サービス
- 情報技術（IT）サービス
- 委託滅菌
- 組織の仕様に基づく材料供給者
- 設計・開発サービス
- 臨床評価業者
- コンサルタント
- 試験・校正サービス
- 市販品（OTS）供給者

128

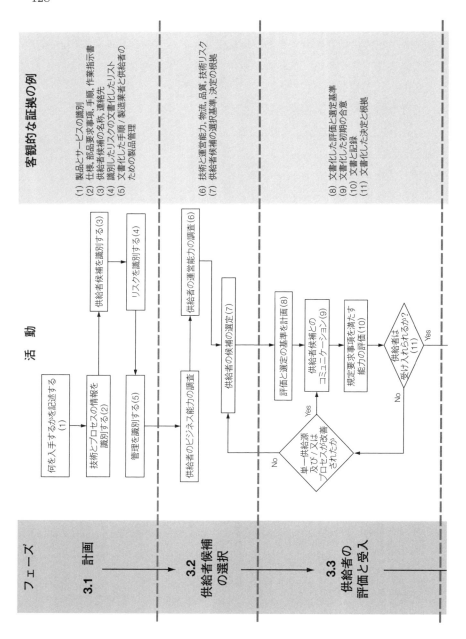

7.4 購買

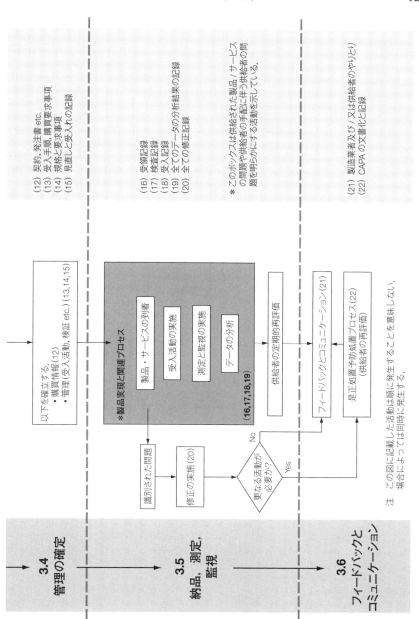

図 3 供給者管理プロセスの例

組織は，供給者が今でも，元の又は新しい／見直した評価及び選定基準に合致しているかを確実にするため，供給者のパフォーマンスを監視する必要がある．

この供給者の再評価は，次を含むことができる．

・提供された製品の試験

・サードパーティ評価報告書

・過去のパフォーマンスのような履歴データのレビュー

・サードパーティによる供給者の QMS 認証

・組織による供給者の QMS 監査

評価方法に関わらず，組織が，医療機器に関連する顧客要求事項及び適用できる規制要求事項を満たすことができるよう，組織は，供給者の選択が，購買製品又は活動に適した評価及び供給者の能力に基づいたという客観的証拠を保有することにより，購買製品又は活動を管理していることを立証することが求められている．供給されるプロセス又は製品が製品の安全性及び有効性並びに QMS への適切性，妥当性及び有効性にどれだけ重要かによって，組織が行う供給者のパフォーマンス監視の範囲は異なる．医療機器に伴う性質及びリスクを考慮に入れるとよい．

供給者のパフォーマンスの監視において，組織は，供給者のサードパーティによる認証状態，適合の傾向及び適合履歴を考慮に入れるとよい．組織は，供給者のパフォーマンスの再評価の頻度を定めるとよい．組織は，供給者監視の活動の中に，外部プロセスが管理状態にあり，サービスを含む製品が組織が規定した要求事項に適合している客観的証拠を得るために，登録機関に訪問してもらうことの必要性を含めてもよい．これらの要求事項には顧客及び規制要求事項を含むことがある．

供給者が要求事項に合致しない場合，再発防止のための適切なステップをとるとよい．これには次を含む可能性がある．

・供給者の通知

・検査サンプルサイズの増加

・供給者への是正処置開始要求
・供給者変更

供給者管理及び購買製品管理に関する追加的情報を探す場合，いろいろある中で，GHTF/SG3/N17:2008 "Quality management systems — Medical deevices — Guidance on the control of products and services obtained from suppliers" を参照するとよい．

> **7.4.2 購買情報**
>
> 　購買情報には，購買する製品を記述又は参照し，適切な場合，次を含める．
> a) 製品仕様
> b) 製品受入条件，手順，プロセス及び設備に対する要求事項
> c) 供給者の要員の資格認定に関する要求事項
> d) 品質マネジメントシステムに関する要求事項
>
> 　組織は，供給者に伝達する前に，規定した購買要求事項が妥当であることを確実にする．
>
> 　購買情報には，適用できる場合，購買製品が規定された購買要求事項を満たす能力に影響がある全ての変更について，供給者が購買製品への変更を実施する前に組織に通知することへの書面の合意を含む．
>
> 　7.5.9 で規定されたトレーサビリティに対して要求される範囲で，組織は，関連する購買情報を，文書（4.2.4 参照）及び記録（4.2.5 参照）として維持する．

意　図

この節は，購買製品の変更の文書による通知という新しい要求事項を含む購買要求事項のコミュニケーション及び文書化に関する詳細を提供する．

指　　針

　組織が必要とするものを得るために，供給者に示す情報は，あなたが何を欲しいかを明確にし，いつ提供される必要があるか，どのような特別な管理及び測定が必要かを明確にするのがよい．通常，この情報は発注書類（例：仕様を含む購買指示書）又は電子的コミュニケーションで与えられる．

　要求事項のa)からd)であげられた事項の程度は，外部から提供されるプロセス及びサービスを含む製品が，組織の顧客及び適用できる規制要求事項に恒常的に合致する能力に与える影響の程度によって決まる．

　注文の時点で，全ての関連する要求事項が確立し伝達されることが基本である．これには，製品仕様，図面，カタログ又はモデル番号，要求出荷日及び納品場所を含む包装及び出荷に関する要求事項等が含まれるだろう．ある場合には，カタログ番号又は部品番号だけで完全な表現となり得る．ラベリング，合格証明書（COA）又は試験報告書のような関連するデータ又は情報に関する他の要素は明確に表明するとよい．組織が何を求めているかを記述することは基本的な事項であり，不必要又は不明瞭な詳細は誤解及び間違った出荷につながる可能性がある．

　組織は，国家又は国際規格，適用できる規制要求事項及び試験方法のような適用できる技術情報を参照できる．他のアプローチとして，情報は明確かつ正確に発注書で供給者に表明することである．不正確な材料の購買を避けるため，購買情報のレビュー及び承認の責任は適切な要員に明確に割り当てる必要がある．正しいバージョンの材料を購買することを確実にするため，購買情報で参照する文書の版数は特定する．

　品質合意書は，発注書（例：取引条件，仕様，他の文書化した情報）の中で提供される情報，又は両者が承認した独立した正式な文書のようにいろいろな様式が可能である．少なくとも，供給者は，事前の文書による通知なしに提供する製品又はプロセスの変更を行わないという条項を含むとよい．全ての特別な管理（例：検査，試験，検証/バリデーション，プロセス要求事項）は，適切な管理が供給者によって適用されることを確実にするため，品質合意書の中

7.4 購買

で組織によってアウトラインすることができる．さらに，もし組織が供給者の要員について，特別な適性又は資格認定を要求する場合，これも合意書の中に盛り込むことができる．少なくとも，供給者は，事前の文書による通知なしに提供する製品又はプロセスの変更を行わないという条項を含むとよい．全ての特別な管理（例：検査，試験，検証／バリデーション，プロセス要求事項）は，適切な管理が供給者によって適用されることを確実にするため，品質合意書の中で組織によって示すことができる．さらに，もし組織が供給者の要員について，特別な適性又は資格認定を要求する場合，これも合意書の中に盛り込むことができる．

組織のトレーサビリティ要求事項によっては，購買文書及び記録は特定し，保存する必要があることがある．すなわち，トレーサビリティ要求事項を評価し，トレーサビリティを容易にするため，どの購買情報及び記録を保存する必要があるかを考慮するとよい．例えば，購買部品がどの仕様書の版で発注されたかを知ることが重要である場合がある．この場合，この情報は購買文書又は記録として保持するとよい．

7.4.3　購買製品の検証

組織は，購買製品が，規定した購買要求事項を満たしていることを確実にするために，必要な検査又はその他の活動を確立し，実施する．検証活動の範囲は，供給者の評価の結果に基づき，購買製品に伴うリスクに見合ったものとする．

組織は，購買製品の変更に気付いた場合，その変更が製品実現プロセス又は医療機器に影響を与えるかどうか判断する．

組織又はその顧客が，供給者先で検証を実施することにした場合には，組織は，その検証活動及び購買製品のリリースの方法を購買情報の中で明確にする．

検証の記録は維持する（4.2.5 参照）．

意　図

　この節は，購買製品が組織の要求事項に合致していることを確実にするための要求事項を含んでいる．さらに，組織が実施する管理は，購買製品に伴うリスクに比例するべきである．

指　針

　ほとんどの組織は，規制上，供給者から提供される製品の管理及び評価の書式をもっている．それは，単に何が配送され何が注文されたかのチェックの場合もあるし，受入検査のプロセスだったり，あなたが注文した物の検証や検査のために供給者の施設に行く場合もある．外部から供給されるプロセス又はサービスを含む製品との関連に基づき，その適切な管理及び評価活動の型と広さを決めるのは組織次第である．

　組織の文書化した手順は，受領した製品が，仕様に従った物であり，完全であり，適切な識別であり，損傷していないことを検証する方法を特定するとよい．手順はまた，入荷製品が要求した補助文書（例：適合証明書，試験合格書）を伴っていることを検証するための条項を含み，そしてこれらの文書は組織で入手可能であるのがよい．

　購買製品が供給者の仕様に適合していることを表明している場合，組織は，製品が合意した仕様に合っていることをチェックするとよい．このチェックは，組織のQMSの要求事項によって決められた，供給者の証明書，適合証明書，ロット試験の省略，100％又は抜取検査のように，いろいろな方法で行うことができる．

　組織は，外部業者によって提供されるサービスが要求事項に合っていることを確実にする責任がある．例えば，校正サービスは要求事項に合っていなければならない．

　受入検査は，施設に配送された購買製品が規定した要求事項を満たしていることを検証するための一つの方法である．この節では，組織で入荷製品は検査及び試験されなければならないとはいわない．もし，製品の中の必要な事項

が他の決めたプロセス又は手順，特に供給者から得る情報が適切な供給者管理（7.4.1 参照）によって十分であると考えられる場合，受入試験は要求されない場合がある．

不適合が一貫性のある方法（識別，隔離及び文書化を含む）で遅滞なく取り扱うことができるようにするために，不適合に対する適切な活動を規定しておくとよい．

供給者がその製品に変更を行うとき，悪影響又は意図しない影響がないことを確実にするために製品を評価するとよい．この評価には，設計・開発検証，設計・開発バリデーション又はプロセスバリデーションへの影響を考慮するとよい．

先に行った受入試験データ，工程内不適合の履歴又は顧客苦情の分析は，要求される試験数及び供給者の再評価の必要性に関して，組織の判断に影響を与える場合がある．

これらの要求事項は，支払いがあるかどうかに関わらず，また，組織又は他のサイト（顧客に直接の場合も含む）が受け取る購買製品又は外部パーティによるプロセスの結果など，組織の QMS の外から受け取る全ての製品に適用される．

7.5 製造及びサービスの提供
7.5.1 製造及びサービス提供の管理

製造及びサービス提供は，製品がその仕様を満たすことを確実にするように計画し，実施し，監視し，管理する．適切な場合，製造管理は，次を含むが，これに限らない．

a) 製造管理の文書化した手順及び方法（4.2.4 参照）
b) インフラストラクチャの認定
c) プロセスパラメータ及び製品の特性の監視及び測定の実施
d) 監視機器及び測定機器が利用でき，使用している．
e) 定められたラベリング及び包装作業の実施

f) 製品リリース,引渡し及び引渡し後の活動の実施

組織は,個々の医療機器又はバッチに対し,7.5.9で規定した範囲のトレーサビリティを提供し,製造された数量及び出荷承認された数量を明確にした記録(4.2.5参照)を確立し維持する.この記録は検証し,承認する.

意　図

この節の意図は,医療機器のライフサイクルを通して,製品又はサービスの提供のための適切な管理が確立され文書化されることを確実にすることにある.

指　針

製造方法及びアウトプットの一貫性を確実にするため,全ての製造及び検査プロセスの詳細な文書化した手順が利用される.これらのプロセスで用いる許容できる色の変動や,既知の不適合のイメージを示すような参照物質又は標準物質は,物理的又は視覚的であり得る.これらは,許容できる色彩変動や既知の不適合イメージを示す製品サンプルを含むことができる.また,フローチャートやチェックリストは価値がある.参照物質は使用時に利用できるようにするとよい.

対象とするプロセスにおいて,どの管理された状態が適用できるかを考慮する際,組織は,品質又は規制要求事項への影響を考慮するとよい.管理がない場合に,品質又は規制適合性に不都合又は潜在的に不都合な影響を与えると判断する場合,管理が必要である.管理の量及び詳細なレベルは,製品に対する要求事項の達成のプロセスの重要性（例：リスクマネジメント活動のアウトプットによる）の程度に見合ったものとするとよい.

組織は,製造活動に必要なインフラストラクチャの認定が必要である.これには,建物,作業スペース,付随するユーティリティ,プロセス装置及び支援サービスが含まれる（6.3参照）.プロセス装置は,製造プロセス及び製造した製品が仕様に合致できるように設計し選定する必要がある.新しい,又は大

7.5 製造及びサービスの提供

きく変更した装置は購買仕様に合致し，決めた限界内で，また，プロセス運転限界内で運転できる能力があることを検証するのがよい．

　組織は，関連する製造プロセス（8.2.5 参照）及び要求製品特性（8.2.6 参照）の監視を行う必要がある．プロセスの監視には，独立及び従属した変数を共に考慮に含めるとよい．製品特性に影響するプロセスパラメータを明らかにし，記録し，製品の安全性又は性能に影響を与えるような場合は，リスクに応じてその一貫性を評価するとよい．

　組織は，包装及びラベリングについての決定した要求事項に従って運用していることを確実にする必要がある．次のような管理を導入することにより，ラベリング及び包装のエラーのリスクを最小限にできる．

- 包装及びラベリング作業を他の製造（又は包装及びラベリング）作業から隔離する．
- 製品の包装において，誤配置や害を及ぼす相互作用を避けるための，包装場所への製品の配置の管理
- 類似した外観の包装及びラベリング製品の接近を避ける．
- 製造ラインの識別の利用
- ライン間隔手順の適用
- 包装及びラベリングの実施において，未使用のバッチコード記載物の廃棄，ロールフィードラベルの使用
- ラベル数の突き合わせ
- バッチコードを含むオンライン印刷
- 電子的コード，エンコーダ / リーダー及びラベルカウンターの利用
- 明確な製品区分を提供するようにデザインされたラベルの利用
- 使用前のラベル内容の検査
- アクセス制限区域での適切なラベルの保管

　組織は，トレーサビリティ及び製品の各バッチ（注：バッチは一つの医療機器の場合もある）の製造のレビューを容易にする記録を維持する必要がある．これらの記録は，製品実現プロセスを通して作成するが，これらは，バッチ記

録，機器履歴記録（DHR），ロット記録又は他の類似の用語で呼ばれる．これらの記録は通常一つのファイルとして編纂される．もし，現実的に関連する文書を一つのファイルに含めることができない場合，関連する文書とその所在をリストにする．

バッチ記録は現在承認されている仕様の版で作成するとよい．バッチ記録の構成要素の様式は，記載ミスを避けるための適切な方法により，デザインし複製するとよい．バッチ記録は，ユニークなバッチ識別及び個別の製造バッチに関連させるとよい．

製造している間に発生した関連情報はバッチ記録に入れるのがよい．このような情報は次のようなものが含まれる．

・材料，部品及び中間製品の量並びにもし適切ならバッチ番号
・運転パラメータを含む製造記録
・製造の各段階の開始及び完了日付，該当する場合，滅菌記録を含む．
・製造した製品の量
・全ての検査及び試験の結果とサイン
・使用した製造ラインの識別
・全ての修正を含む製品又はプロセス不適合
・製造仕様からの逸脱

もし製造活動が組織に代わって外部業者によって実施される場合，組織は，外部業者（7.4.1 参照）の適切な管理を立証する必要がある．

7.5.2 製品の清浄性

組織は，次のいずれかに該当する場合，製品の清浄性又は汚染の管理に対する要求事項を文書化する．

a) 製品が，滅菌又はその使用に先立ち，組織によって清浄される場合．
b) 製品が，非滅菌で供給され，滅菌又はその使用に先立ち清浄される場合．
c) 製品は滅菌又は使用に先立ち清浄できないが，使用時の清浄性が重要

7.5 製造及びサービスの提供

である場合．
d) 製品は滅菌されずに使用されるが，使用時の清浄性が重要である場合．
e) 製造工程内で製品から副資材が除去されることになっている場合．

上記の a)又は b)に従って製品が清浄される場合，6.4.1 に含まれている要求事項は，清浄化プロセスの前の段階には適用しない．

意　図

この節は，製品の清浄性はほとんど重要な要求事項であることを示している．さらに，この節は，これらの清浄性要求事項をどのように確立すべきかを示している．

指　針

組織は，製品の清浄性要求事項（6.3 及び 6.4 で示される指針を参照）を決めることを求められている．これらの要求事項を支援するために，組織は，その製品の判定基準とともに，その製品に伴う特有のインフラストラクチャ及び作業環境，要求される検証，バリデーション，監視，測定，検査及び試験の実施，取扱い，保管，配送並びにトレーサビリティ活動を含む資源を提供するプロセス及び文書を確立する必要がある．

プロセス物質，製造物質又は補助的物質とも呼ばれるが，これらは，例えば清浄化のため，成形時の離脱補助，潤滑剤等その他の医療機器に含まれることを意図しない物質である．プロセス物質は適切に識別し，混同を避け，処理エラーを避けるようにするのがよい．

7.5.3　据付け活動

適切な場合，組織は，医療機器の据付け及び据付けの検証の合否判定基準のための要求事項を文書化する．

合意された顧客要求事項が，組織又はその供給者以外の外部パーティに

> よる医療機器の据付けを許容している場合，組織は，据付け及び据付けの検証に対する文書化された要求事項を提供する．
>
> 組織又はその供給者による医療機器の据付け及び据付けの検証の記録は，維持する（4.2.5 参照）．

意　図

この節は医療機器の据付けに関連する要求事項を述べている．

指　針

据付けは，医療機器を使用する場所に設置する活動である．これには，適切なインフラストラクチャー（例：電気，配管，排水）との接続を含む．据え付けた医療機器の最終試験は，使用のためその場所に設置し，全ての関連するサービスと接続した後実施する．据付けの責任は，医療機器が適切に機能することを確実にするため，明確に定めるのがよい．患者への埋め込みや装着は，据付けではない．

もし医療機器を使用者のサイトで組み立てるか据え付ける場合，正しい組立，据付け，試験又は校正をガイドするために，組織は指示書を提供するのがよい．安全管理のメカニズム，安全管理回路及び最終試験実施に関する要求事項については，特に注意を払う必要がある．

ある状況（例：規制による要求又は医療機器の性能パラメータを管理する必要があるような場合）において，据付け担当者が機器の正しい動作を確認できるように組織が支持を提供する必要がある場合がある．据付け又は就役試験は記録（4.2.5 参照）する必要がある．製品の機能が適切な使用のための据付けに依存する場合，また，組織が幾つかの又は全ての据付けを契約又は保証の下で提供する場合，組織の QMS は据付け提供の型及び程度についての規定を必要とする．該当する場合，次の活動を考慮する

- 組織，供給者，ディストリビュータ及び使用者間での据付け活動の責任の明確化

7.5 製造及びサービスの提供

- 据付け活動を組織が実施するか，組織の供給者が実施するかの据付け計画
- 据付けに用いる特別な道具又は装置のバリデーション
- 据付け及び試験に用いる測定及び試験装置の管理
- 据付け時に用いる指示書及びスペア又はパーツリストを含む文書化の準備及び適切性
- 技術的助言及びサポート，顧客トレーニング並びにスペア又はパーツ供給を含むための適切なバックアップの準備
- 据付け要員の訓練
- 据付け要員の適性の準備
- 製品又は据付けプロセスの改良に便利な情報のフィードバック
- 他の顧客サポート活動

組織は，据付け報告書の中に苦情又は合致していないとの要求事項がないかを決めるための据付け報告書の受領システムを確立する必要がある．さらに，この情報は，評価し，該当する QMS プロセスにより改善のための是正処置又は予防処置に格上げする必要がある．

7.5.4 附帯サービス活動

医療機器の附帯サービスが規定要求事項である場合，組織は，附帯サービス活動を実施し，製品要求事項を満たしていることを検証するために，必要な附帯サービス活動の手順，参照物質及び参照測定手順を文書化する．

組織は，組織又は供給者が実施する附帯サービス活動の記録を次のために分析する．

a) その情報を苦情として扱うかどうかを判断する．
b) 適切な場合，改善プロセスへのインプットとする．

組織又はその供給者が実施した附帯サービス活動の記録は維持する（4.2.5 参照）．

意　図

この節は，サービス記録の分析を含む医療機器の附帯サービス活動に伴う要求事項について記載している．

指　針

製品の機能が，その適切な使用のため，附帯サービス又はメンテナンスに依存する場合，また，組織が幾つかの又は全ての附帯サービスを契約又は保証の下で提供する場合，組織のQMSは据付け提供の型及び程度についての規定を必要とする．適切な場合，次の活動を考慮する．

- 組織，ディストリビュータ及び使用者間でのサービス活動の責任の明確化
- サービス活動を組織が実施するか，別の代理人が実施するかのサービス計画
- 製品のサービス実施に用いる特別な道具又は装置の設計・開発バリデーション
- 現場でのサービス活動及び試験に用いる測定及び試験装置の管理
- サービス時に用いる指示書及びスペア又はパーツリストを含む文書化の準備及び適切性
- 技術的助言及びサポート，顧客トレーニング並びにスペア又はパーツ供給を含むための適切なバックアップの準備
- サービス要員の訓練
- サービス要員の適性の準備
- 製品又はサービスデザインの改良に便利な情報のフィードバック
- 他の顧客サポート活動

契約で規定していない場合でも，ここで示す指針は組織にとって便利である．

幾つかの医療機器は，従業員及び他の製品が何らかの汚染（6.4.1及び7.5.2参照）への曝露がないことを確実にするため，サービス前に清浄化又は除染が必要な場合がある．このような場合，除染は適切で承認された手順で実施するとよい．さらにこれらの医療機器は，ユーザー又は患者の汚染への曝露を防止

するために，サービス終了後も清浄化が必要な場合がある．

組織の QMS は次を確実にするとよい．
- サービス記録は，実施したサービスが苦情に該当するかどうかを判断するために分析する．また，適用できる規制当局への報告が必要かを考慮する．
- 修理及びサービス活動からの品質データは，該当する場合，潜在的な問題又は改善を明らかにするためにレビューする．もし，傾向があれば，調査及び修正又は是正処置が要求される．

7.5.5 滅菌医療機器に対する特別要求事項

組織は，各滅菌バッチに対して使用された滅菌プロセスパラメータの記録を維持する（4.2.5 参照）．滅菌の記録は，医療機器の各製造バッチに対してトレースできるようにする．

意　図

この節は，適切な場合，滅菌プロセスの記録に関する要求事項を示している．

指　針

維持すべき通常医療機器に適用する滅菌プロセスのプロセス変数及び記録は関連する滅菌プロセスのバリデーション及び日常管理に関する国際規格で明らかにされている．

滅菌に関する追加的情報は，ISO 11135, ISO 11137, ISO 13408, ISO 14160, ISO 14937, ISO 17665, ISO 20857, ISO 25424 にある．

7.5.6 製造及びサービス提供に関するプロセスのバリデーション

製造及びサービス提供の過程で結果として生じるアウトプットが，それ以降の監視又は測定で検証することが不可能であるか検証を実施しない場合は，製品が使用され又はサービスが提供された後でだけしか不具合が顕

在化しないため，組織は，その製造及びサービス提供の該当するプロセスのバリデーションを行う．

バリデーションによって，これらのプロセスが計画どおりの結果を一貫して出せることを実証する．

組織は，次を含むプロセスのバリデーションの手順を文書化する．
a) プロセスのレビュー及び承認のために定めた判断基準
b) 設備の認定及び要員の資格認定
c) 特定の方法，手順及び判断基準の使用
d) 適切な場合，サンプルサイズの根拠となる統計的手法
e) 記録に関する要求事項（4.2.5 参照）
f) 再バリデーションの判断基準を含む，再バリデーション
g) プロセスに対する変更の承認

組織は，製造及びサービス提供のために使用するコンピュータソフトウェアの適用のバリデーションの手順を文書化する．このようなソフトウェアの適用は，初回の使用前にバリデーションを行う．また，適切な場合，そのソフトウェア又は適用の変更後に，バリデーションを行う．ソフトウェアのバリデーション及び再バリデーションに関する固有のアプローチ及び活動は，製品がその仕様に適合する能力への影響を含むソフトウェアの使用に伴うリスクに見合ったものとする．

バリデーションの結果及び結論並びに必要な処置の記録は，維持する（4.2.4 及び 4.2.5 参照）．

意　　図

この節は，プロセスバリデーションに関する要求事項を提供する．

指　　針

プロセスバリデーションは，アウトプットが十分に検証できないプロセスが一貫して仕様に合致する製品を提供する能力があることを確実にするために組

7.5 製造及びサービスの提供

織が使用するメカニズム又は活動である．さらに組織は，組織の目的に照らして，検証可能なプロセスをバリデートすることを選んでもよい．

プロセスバリデーションは，計画の開発，特定プロセスの幾つかの評価の実施及び記録したデータの収集及び解釈を含む．これらの活動は，四つの段階からなるモデルに帰結することができると考えられる．

- 装置仕様のレビュー及び承認
- 使用する装置の初めの認定及び必要なサービスの提供 — 据付け適格性の確認（IQ）として知られている．
- プロセスが受入れ可能な結果を生み出すことの立証及びプロセスパラメータの限界（ワーストケース）を確立する — 運転適格性の確認（OQ）として知られている．
- 長期でのプロセス安定性の確立 — 稼働性能適格性の確認（PQ）として知られている．

表1は，通常バリデートするのがよいプロセス，検証で十分カバーできるプロセス又は使用の環境の個別の考慮が必要な及び幾つか又は全てのバリデーションの要素を取り入れて管理するプロセスの例を示す．

表1　プロセス及びバリデーション／検証の必要性の例

バリデーションを実施すべきプロセス	検証で満足できるプロセス	個別に必要性の検討を要するプロセス
・殺菌プロセス ・無菌処理プロセス ・溶接プロセス ・成形プロセス ・押出成形プロセス ・無菌バリアシステムの形成プロセス ・凍結乾燥プロセス ・熱処理プロセス	・手加工切削プロセス ・溶液の色彩，混濁，pH試験 ・プリント基板の目視検査 ・布線作業及びその試験	・洗浄プロセス ・人手による組立プロセス ・NC切削プロセス ・封入プロセス

新しいプロセスの導入又はプロセスの変更（例：是正処置の後）プロセスはバリデーションが必要かを決めるために評価するとよい．

プロセスバリデーションの計画には，次の考慮を含むとよいが，これに限らない．

- 使用する装置の設定を含むプロセスパラメータの正確さ及び変動性
- 品質要求事項を確実にするために必要な運転員の熟練，能力及び知識
- 環境パラメータを含む全てのプロセスパラメータの適切性
- 適切な場合，プロセス及び装置の適格性の確認
- 許容基準及びこの基準に合致しないプロセス性能の取扱いのためのプロセス
- プロセス再バリデーションを要求する環境
- プロセスの変更の取扱い

プロセスバリデーションで用いることのできる統計的方法とツールが多くある．組織は，適用する一つ又は複数の適切な方法を選ぶとよい．管理図，能力検討，実験計画法，傾向分析，ロバスト（頑強）設計法，サンプリング計画及びミスよけはその例である．サンプルサイズの根拠には，伴うリスクに基づくことが可能であり，リスク分析の文書がこれをサポートする．

清浄化プロセスはプロセスエージェント又は他の汚染の除去が要求されるだろう．このような清浄化プロセスは，文書化した手順により，汚染の除去のためのプロセスの有効性についてバリデートするとよい．清浄化プロセスに用いるプロセスパラメータは，文書化した手順によって日常的に監視するとよい．

清浄化プロセスは，汚染（例：微生物，ウィルス，化学品，放射性物質）を取り除くことを意図しており，バリデーションプロトコル，バリデーションの結果及び最終的運転手順は，必要な技術的知識及び適性をもった個人によってレビューし承認されるとよい．

医療機器上の微生物汚染についての追加的情報は ISO 11737-1 で得ることができる．

ある種のプロセスは，運転員が特別の訓練又は特別の認定を受けたり，又はプロセスそれ自体が特別の承認を受けることを求められる．次にその例を示す．

7.5 製造及びサービスの提供

　無菌バリアシステムで用いるパウチのヒートシールを行う運転員を認定するとき，もし，シールの正常さのための目視又は他の非破壊試験がシール強度についての情報を与えないとしたら，シール強度を保証するために，運転員は，バリデートしたプロセス手順に従って，シールプロセスの訓練を受け，資格認定されることが要求される．

　組織は，バリデートしたプロセスの性能上の変動のリスクを管理するために，定期的な再バリデーションが必要であると決めることができる．さらに，適用できる規制要求事項又は規格が特定のプロセス（例：滅菌）について定期的な再バリデーションを要求していることがある．

　再バリデーションの必要性は，評価し文書化するとよい．この評価は，品質指標，製品変更，プロセス変更，外部（規制又は規格）要求事項の変化及び他のこのような環境の結果からの回顧的結果を含めるとよい．

　再バリデーションは，もし，元のバリデーションの全てについて今の状況では必要とされない場合，初めのバリデーションほど広範囲に行わなくてもよい．例えば，新しい装置の影響などの場合，OQ 又は PQ の幾つかの要素を繰り返すことが必要なことがある．

　他の例として，原料供給者の変更がある．この変更のプロセス及び結果である製品への影響を考慮するとよい．新しい原料とプロセスの相互作用が好ましくないかもしれないので，OQ 及び PQ の一部が再度実施の対象となる場合がある．

　プロセスバリデーションについての追加的指針は，GHTF/SG3/N99-10:2004 を参照．

　プロセス管理に用いるコンピュータソフトウェアの適用のバリデーションに関する ISO 13485 の要求事項は，どのように入手したかに関わらず適用される．このような製造の自動化又はプロセスコントロールのために購買，開発，維持又は変更するソフトウェアに適用される．コンピュータソフトウェアの適用のバリデーションに関する追加的情報は GAMP ガイドライン又は ISO/TR 80002-2 を参照．

7.5.7 滅菌及び無菌バリアシステムのプロセスのバリデーションに対する特別要求事項

組織は,滅菌及び無菌バリアシステムのプロセスのバリデーションに対して手順（4.2.4参照）を文書化する.

滅菌及び無菌バリアシステムのプロセスは,最初の使用,及び,適切な場合,その後の製品又はプロセスの変更に先立ってバリデーションを行う.

バリデーションの結果及び結論並びに必要な処置の記録は,維持する（4.2.4,4.2.5参照）.

注記　更なる情報は,ISO 11607-1及びISO 11607-2を参照.

指　　針

滅菌及びこれに伴う無菌バリアシステムについて,この節で取り上げられ,これらのプロセスのバリデーションへの要求事項が強調されている.

指　　針

無菌的処理プロセスを含む滅菌プロセスは,医療機器の検査及び試験で検証できないプロセスである.それ故,これらのプロセスは,文書化した手順に従って,仕様に先立ちバリデートし,厳密に管理し監視する必要がある.医療機器の滅菌プロセス及び無菌操作プロセスの開発,バリデーション及び日常管理に関する国際規格が入手できる.

滅菌及び無菌操作プロセスのバリデーションに関する追加的情報は,ISO 11135, ISO 11137, ISO 13408, ISO 14160, ISO 14937, ISO 17665, ISO 20857及びISO 25424で入手できる.

滅菌プロセスを適切にバリデートし,正確に管理することだけが医療機器が滅菌されていることを保証する要素だけでないことを理解することが重要である.入荷する原料及びその保管並びに医療機器を製造し,組立てし,包装する環境管理に注意を払うことも重要である.適用できるなら,これらの追加的な

7.5 製造及びサービスの提供

管理も文書化した手順で記述するとよい．

存在する国際規格によってバリデートされ管理された滅菌プロセスは，BSE 及びクロイツェルヤコブ病のようなスポンジ脳症を引き起こす物質の不活化には効果がないとみなされていることに注意を払うとよい．これらの物質で汚染された可能性のある物質の処理についての推奨事項は，幾つかの国又は地域で作成されている（追加的情報は ISO 22442 シリーズを参照）．

無菌バリアシステム，保護的包装及び付随する包装プロセスは滅菌製品の無菌性を使用時点まで維持するために非常に重要である．包装プロセスはバリデートし管理する必要がある．追加的情報は，ISO 11607-1，ISO 11607-2 及び ISO/TS 16775 で提供されている．

無菌バリアシステムのプロセスバリデーションは，確立した仕様に合致した無菌バリアシステムを一貫して製造するプロセスの再現性，管理及び能力を立証する．プロセスバリデーションだけが使用時点まで無菌性を維持していることを保証するための重要な活動ではない．使用期限を通して安定性要求事項に合致し，規定した輸送，配送及び取扱い中のハザードを通して無菌バリアの完全性が維持されていることを立証することが無菌バリアシステムのバリデーションで同様に重要である．

プロセスバリデーション中に発生する全ての失敗又は逸脱は調査するとよい．決定した根本原因は，結論及び修正又は是正処置とともに，文書化するとよい．

7.5.8 識別

組織は，製品を識別するための手順を文書化し，製品実現の全過程において製品を適切な手段で識別する．

組織は，製品実現の全過程において，監視及び測定の要求事項に関連して製品の状態を識別する．製品の状態の識別は，要求された検査及び試験に合格したか，又は正式な特別採用手続の下でリリースされた製品だけを出荷し，使用し，又は据え付けることを確実にするために，製造，保管，

> 据付け及び附帯サービスの全過程において維持する．
>
> 　適用される規制要求事項によって要求される場合，医療機器に機器固有識別（UDI）を割り当てるシステムについて文書化する．
>
> 　組織は，組織に返却された医療機器を明確にし，適合製品から識別することを確実にするための手順を文書化する．

意　　図

この節では，製品識別についての要求事項を決めている．これには，製品識別及び製造中の製品の状態についての文書化した手順についての要求事項を含む．これはまた，適用できる規制要求事項による機器固有識別（UDI）について，QMSに含むことについての追加要求事項も加えられた．

指　　針

原料，部品及び医療機器のような製品の識別は次のような幾つかの理由から重要である．

・製造を通して物質の管理
・製品の源，状態及び安全要求事項
・トレーサビリティを許す．
・品質問題発生時の失敗分析に役立つ．

製品の識別は，製品又はその箱へのマーク付け，タグ付け又は物理的場所によって可能である．例えば，見た目には同じ部品でも，機能的性質が異なるような場合，違う色を付けることができる．バルクや連続的なプロセスからの製品については，バッチ又は上手く定義したロット及び付随する文書で識別できる．

医療機器については，バッチ/ロット/製品番号又は電子的方法で識別が通常行われる．原料及び部品は識別し，医療機器のバッチ/ロット又は製品番号に関連付ける必要があるが，次のような要素に依存することがある．

・使った原料

7.5 製造及びサービスの提供

- 医療機器のタイプ
- 医療機器又はそれに使った部品，原料の失敗の影響
- 規定要求事項
- 必要な場合，トレーサビリティ
- 設計・開発へのインプット
- 規制要求事項
- ソフトウェアコンフィギュレーションマネジメント

医療機器又は部品の製品識別に用いるマークのための物質は医療機器の安全性又は性能に悪影響を与えないようにするとよい．

ソフトウェアが医療機器の場合，トレーサビリティは，バージョン，タイムスタンプ及びコード上のコメントによるコンフィギュレーションマネジメントを用いた電子的な方法によって達成することができる．

状態識別は次の表示を含むことができる．

- 製品のライフサイクル上での"検査待ち"のような状態．コールセンターサービスで，メッセージを受けている状態は"メッセージ受領中"．メッセージを顧客に送っているときは，状態は"メッセージ発信"と変化する．
- 適合性に関連した製品の状態は次のようになる．
    - 要求事項にフルに合致し合格
    - 不適合品だが，特採により合格
    - 次のプロセス待ち（例：滅菌待ち）
        - 更なる分析 / 決定待ちで保留
        - 不合格として拒否

QMSへのUDIの導入は，適用できる規制要求事項で求められるUDIの利用に役立つ．UDIシステムは，使用の際に，製品の安全性及び性能に影響する幾つかのキーとともに，医療機器を即座にかつ決定的に識別することを可能にすることによって，医療機器の識別を改善することを目指している．これはまた，報告対象事象のより早い報告に役立つとともに，適切かつより焦点を当てた是正処置をとることを可能にする．適用できる規制要求事項は，compilation, content, nomenclature 及び format を含む UDI コードの形をとって概説される可能性がある．製品を販売している国又は地域から提供される他の規制又は指針に注意を払うとよい．

> **7.5.9　トレーサビリティ**
> **7.5.9.1　一般**
> 　組織は，トレーサビリティに対して手順を文書化する．この手順には，適用される規制要求事項に基づいてトレーサビリティの範囲及び維持する記録を規定する（4.2.5 参照）．
> **7.5.9.2　埋込み医療機器に対する特別要求事項**
> 　構成部品，材料及び用いられた作業環境条件が，医療機器の規定された安全性及び性能の要求事項を満たさない原因となり得る場合，トレーサビリティのために要求される記録として，構成部品，材料及び用いられた作業環境条件の記録を含める．
> 　組織は，流通サービスの供給者又はディストリビュータに対し，トレーサビリティを可能にする医療機器の流通の記録を維持し，そのような記録を監査の際に提示できることを要求する．
> 　出荷こん（梱）包荷受人の氏名及び住所の記録を維持する（4.2.5 参照）．

意　　図

この節は，製品実現及び配送を通しての製品のトレーサビリティに対する要求事項を記載している．

指　　針

トレーサビリティは，製品がどこから来たか又はどこに発送されたかの知識である．バッチ / ロット / 製品番号又は電子的手段による製品の識別を用いたトレーサビリティは，二つの方向へのトレーサビリティを許す．すなわち，顧客に向かっての前向き及び製造で使った原料，物品及びプロセスへの後ろ向

き．前者は，医療機器を使用者（例：患者や病院）に追跡する場合必要であり，後者は，品質問題の調査及び不適合製品の防止のためのフィードバックを可能とする．

　適用できる規制要求事項は，ある種の部品（例：生命支持又は生命維持機器の重要部品）のトレーサビリティを要求している．トレーサビリティは，ロット番号，タブ，バーコード，製品番号，試験成績書，又はソフトウェアの場合は，コンフィギュレーションマネジメントによって実施できる．それは，検査記録又は製造及びサービス提供中での試験記録を含む製品の識別を示す適切な記録を保持することで達成できる．トレーサビリティの方法及びトレーサビリティの程度は，製品に伴うリスクに基づき，組織及び関連する文書化に適切なものとするとよい．製品トレーサビリティは，記録された識別によって，製品又は活動の履歴，適用又は場所を含む．トレーサビリティは，典型的には，不適合の源にたどる，及び影響を与えたバッチの残品の場所を決定することに必要となる．識別及びトレーサビリティの維持の手段としてのコンフィギュレーションマネジメントの利用に関する更なる情報は ISO 10007 で得ることができる．

　医療機器をいろいろなマーケット及び顧客に提供できるようにする輸入業者又はディストリビュータとの間で，製品のサプライチェーンを通して，トレーサビリティを維持する内容の合意文書を作るとよい．埋込み医療機器のトレーサビリティは，医療機器の使用中は検査することができないので，必須である．それ故，トレーサビリティは，重要部品が不良であることが後で明らかになったり，プロセス管理が後で不適切であったことが明らかになったときに，厳密にこれらの埋込み品を識別できることによって，埋め込んだ医療機器の不必要な説明を避けることができる．ある種のハイリスク埋込み品についての規制要求事項は，製品が組織の所有及び QMS の外に出た後もこれらを適切に処理できるように追加のトレーサビリティを要求することがある．さらに適用できる規制要求事項は追加のラベリング（例：患者に与える情報）を要求することがある．

組織は，トレーサビリティを，個々の製品がもつ運転に基礎を置くユニークな識別子（製品番号，日付コード，ロット番号）で達成できる．運転員，原料変更，道具の変更，新しい又は異なった機械の設置，製造方法の変更等による別の識別子が必要となることもある．トレーサビリティ識別子は，適用できる検査及び保管記録にあるとよい．

医療機器の処理又は発送のそれぞれの段階で関係した特定の要員の識別が必要となる状況があり得る．個人の連鎖が連続したサービス機能を演じる場合があり，そのそれぞれがトレース可能であるべきである．連番付けした文書のサインによる識別の証拠の記録がその例である．各個人の識別の証拠は，それぞれ独自のものとし，トレース可能であるべきである．

> ### 7.5.10 顧客の所有物
> 組織は，顧客の所有物が組織の管理下又は組織がそれを使用している間，使用するため又は製品に組み込むために提供された顧客の所有物の識別，検証，保護及び防護を実施する．顧客の所有物を紛失，損傷した場合又は使用に適さないと分かった場合には，組織は，これを顧客に報告し，記録を維持する（4.2.5 参照）．

意　図

この節は，組織下にある顧客所有物に関する要求事項について記載している．

指　針

組織は，顧客所有物をどのように管理するか，そして，製造又はサービス提供の連続性を確実なものにするために，特定の偶発な処理が必要となったときのことを考慮する必要がある．組織は，組織の管理下にある顧客所有物及び顧客の他の財産に関連する責任を明確にし，顧客所有物を保護する．

このような顧客所有物は次が含まれる．

・測定のために提供された測定装置

・製品に含めるために供給された原料又は部品（包装材料を含む）
・修理，メンテナンス，アップグレードのために渡された製品
・更なる処理（滅菌や試験のような）のために渡された製品
・組織の製品とインタフェースして動作し，かつ，組織の製品と同時に提供される第三者の製品
・知的財産（仕様，設計図，所有権のある情報を含む）

秘密健康情報は顧客所有物と考慮するべきである（4.2.5を指針として参照）．顧客又は供給者の知的財産又は個人情報で保護しなければならないものの手段の例は，

・設計図，患者情報，パフォーマンス及び販売結果を含む知的データを保管する特定の場所又はファイル
・パスワードによるコンピュータファイルの保護，及び多機能認証，データ暗号化，ファイアウォールなどの追加的セキュリティ
・顧客又は供給者の仕様及びデータについて，プロジェクト終了後削除を求める方針
・情報への特定で認定した個人のみにアクセス制限

7.5.11 製品の保存

組織は，処理，保管，取扱い及び流通の間，製品を要求事項に適合した状態のまま保存するための手順を文書化する．保存は，医療機器の構成部品にも適用する．

処理，保管，取扱い及び流通の間，想定される状態及びハザードにさら（晒）される場合，組織は，変質，汚染又は損傷から，次のいずれかの方法によって，製品を保護する．

a) 適切な医療機器の包装及び出荷コンテナを設計し構築する．
b) 包装だけでは保存状態を確保できない場合，必要な特別条件の要求事項を文書化する．

特別な条件が要求される場合は，それを管理し記録する（4.2.5参照）．

意　　図

この節は，製品要求事項がその利用できる寿命の間継続して合致する方法で製品が保存されることを確実にするための要求事項を記載している．

指　　針

出会う可能性のある種々のタイプの発送及び環境条件を考慮するとよい．

組織の製品取扱い方法は，道具（例：静電防止リストストラップ，手袋，防護服）及び移送手段（例：パレット，コンテナ，コンベア，容器，タンク，吊下げ具，パイプライン，車両）の提供を考慮する必要がある．振動，ショック，摩耗，腐食，温度変化，静電気，放射線又は他の取扱い及び保管中に起きる状況による損傷，劣化又は汚染を防止するために必要となる．取扱いに用いる道具のメンテナンスは考慮すべき要素である．

包装材料及び包装プロセスは製品への損傷に対して適切な保護を提供すべきである．保管及び使用場所への輸送中，医療機器の包装材料並びに輸送及び保管条件は，損傷，劣化又は汚染からの適切な保護を提供するようにする（7.3.3も参照）．

組織は，物理的なセキュリティだけでなく，環境条件（例：温度，湿度）を考慮した適切な保管施設を提供する必要がある．起こり得る劣化を検出するために定期的な製品のチェックを保管中に行うことは適切であり得る．製品の使用期限，保管品のローテーション，ロット分離について管理手順の考慮が必要になる場合がある．

保護手段の例は，保全を含み次の事項がある．
・半導体のためには，無塵で静電気がない
・温湿度管理
・製造について衛生条件
・壊れやすい製品について保護
・自然現象（例：風，洪水，強い日射）からの保護

製品の使用期限や有効期限又は保管及び輸送中の特別な保護を必要とする製

品の識別は，このような製品が使用期限又は有効期限が過ぎた製品が使用されないことを確実にするために重要である．それ故，組織は，適用可能な規定した保管条件で製品寿命を決めるのがよい．

7.6　監視機器及び測定機器の管理

　規定された要求事項に対する製品の適合性を実証するために，組織は，実施する監視及び測定を明確にする．また，そのために必要な監視機器及び測定機器を明確にする．

　組織は，監視及び測定の要求事項との整合性を確保できる方法で監視及び測定が実施できること及び実施されることを確実にする手順を文書化する．

　測定値の妥当性を保証するために必要がある場合は，測定機器に関し，次の事項を満たす．

a) 定められた間隔又は使用前，国際計量標準又は国家計量標準にトレース可能な計量標準に照らして校正若しくは検証，又はその双方を実施する．そのような標準が存在しない場合には，校正又は検証に用いた基準を記録する（4.2.5 参照）．

b) 機器の調整をする，又は必要に応じて再調整をする．そのような調整又は再調整は記録する（4.2.5 参照）．

c) 校正の状態が明確になるような識別がある．

d) 測定した結果が無効になるような操作ができないようにする．

e) 取扱い，保守及び保管において，損傷及び劣化しないように保護する．

　組織は，文書化された手順に従い，校正又は検証を実施する．

　さらに，測定機器が要求事項に適合していないことが判明した場合には，組織は，その測定機器でそれまでに測定した結果の妥当性を評価し，記録する．組織は，その装置及び影響を受けた製品に関して，適切な処置をとる．

校正及び検証の結果の記録を維持する（4.2.5 参照）．

　組織は，監視及び測定の要求事項のために使用するコンピュータソフトウェアの適用のバリデーションの手順を文書化する．このようなソフトウェアの適用は，初回の使用前にバリデーションを行う．また，適切な場合，そのソフトウェア又は適用への変更後にバリデーションを行う．ソフトウェアのバリデーション及び再バリデーションに関する固有のアプローチ及び活動は，製品がその仕様に適合する能力への影響を含むソフトウェアの使用に伴うリスクに見合ったものとする．

　バリデーションの結果及び結論並びに必要な処置の記録は，維持する（4.2.4 及び 4.2.5 参照）．

　　注記　更なる情報は，ISO 10012 を参照．

意　図

この節は測定及び監視装置の校正に関する要求事項を含む．さらに，監視及び測定に用いるソフトウェアのバリデーションに対する要求事項も記載されている．

指　針

監視及び測定の概念を理解することは非常に重要である．
・監視は，期間を通して注目，チェック又は観察すること
・測定は，量，大きさ又は寸法を測定装置で測ること

監視と測定で用いる機器の校正は，適切な国家又は国際標準にトレーサブルである必要がある．例えば，測定機器を校正するのに用いる標準機器は認定組織又は校正された機器によって校正されている必要がある．また例えば，国際的に開発された標準に対して検証された特別な道具を開発したような場合，このような内部で開発した標準は識別し，承認し，適切なバリデーションによって最初の製品仕様にトレーサブルである必要がある．

校正は，製品実現を通して日常測定又は監視を行う範囲について実施する必

7.6 監視機器及び測定機器の管理

要がある．例えば，日常の測定が pH 10-12 の範囲で行う場合，pH 計が pH 4-7 の範囲で校正されているのは許容されない．

　要求事項は，試験ソフトウェアを含む監視及び測定機器について明確に言及している．測定は，それ自身，物質，装置及び手順を含むプロセスであるとの視点から，監視及び測定機器の管理を対象とするアプローチが便利である．要求事項の意図は，製品が顧客及び適用できる規制要求事項に合致することを確実にするために用いる監視及び測定機器の信頼性を組織に与えることである．

　測定の不確かさが既知で，要求される測定の能力が一定であることを保証する方法で監視及び測定機器を使用していることを示すのに統計的方法は重要である．

　この節の要求事項は，製品の規定要求事項への適合を示すとき，組織によって適用できる．これは，製品の製造及び検査の後での測定（例：取扱い，保管，包装，保護，発送又はサービスにおける測定）にもあてはまる．

　文書化した手順は，装置の型，個別識別，場所，チェックの頻度，チェック方法及び許容基準を含むとよい．

　ある種の監視及び測定機器は，組織によって提供されるサービス提供を含む製品の品質に影響を与える目的で使用しないものがある．したがって，次の例は，QMS に必要でない部分である．

- 実際の製造プロセスの管理には使用しないが，表示のみを提供するのに使う機器（例：配管内に圧があることのみを示すのに使う圧力計），又は消火器やスプリンクラーシステム
- ビジネス管理に使う機器で製品実現では使わない機器（例：作業時間管理のための時計，運転員の快適のための温度管理のサーモスタット）
- プロセス装置に附属の機器であるが，プロセスコントロールには使わない機器

ある種の監視及び測定機器は，初めの校正又は証明は必要だが，管理プログラムは必要でないものがある．組織は，定期的に目盛りの読みやすさを検証する場合があるが，校正の頻度については必要はない．このような機器の例は，

・水銀温度計
・金属製の物差し
・実験室のガラス製体積測定計で,校正に影響を与えるようなプロセスや環境に曝露しないもの

監視及び測定の物質が品質上の標準の提供を意図する場合,その物質の完全性を損なわないような場所で保管し維持するとよい.

監視及び測定のためのソフトウェアの適用はバリデートするとよい.例えば,次のために使うソフトウェアが該当する.
・測定機械に連動した製品測定に使うソフトウェア
・滅菌プロセスパラメータの分析ソフトウェア及びプロセスがプロセス要求事項に合致しているかの判断に使うソフトウェア
・人工心臓弁において,血流の動的測定を基に逆流率を決定することに使うソフトウェア

監視及び測定の機器に関する追加的情報は,ISO 10012で得ることができる.

8 測定，分析及び改善

> **8.1 一般**
> 組織は，次のために必要となる監視，測定，分析及び改善のプロセスを計画し，実施する．
> a) 製品の適合性を実証する．
> b) 品質マネジメントシステムの適合性を確実にする．
> c) 品質マネジメントシステムの有効性を維持する．
> これには，統計的手法を含む，適切な方法，及びその使用の程度を決定することを含める．

意　図

この節は，測定，分析及び改善に関係しているプロセスを計画し実施するための一般的な要求事項を定めている．統計的手法の適用の実施と管理の手順の必要性に関して ISO 13485 の旧版からの注記は，この規格の本文に組み込まれている．

指　針

組織は，この節の要求事項を計画し実施する必要がある．図4は，有効なプロセスを計画，実施及び維持する際に使用できる四つの典型的なフェーズを図示したものである．その四つのフェーズは，次のとおり．

1) 計画
2) データソース内及びデータソース間の測定及び分析
3) 改善
4) 管理者層へのインプット

組織は,プロセスの計画,運営及び管理の有効性を確実にして立証するために,文書化した手順,要求事項及び記録を維持するのがよい.判断及びとった処置の文書化した証拠は QMS の一部となる.

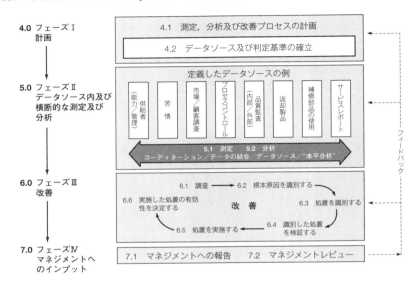

図4 測定,分析及び改善のプロセス

計画(フェーズⅠ)では,組織の QMS プロセスの有効な監視及び測定のための特定の目標を満たすために方法及び関連する資源を識別し明らかにすることを含む.計画のフェーズは,組織のビジネス全体の計画プロセスとマッチし,必要な監視と測定の活動を識別するために,規制要求事項,医療機器の意図した使用及び市場と使用者の考慮を含むとよい.

計画のフェーズは次の事項を確実にするとよい.
・プロセス及び製品の性能の指標である内部及び外部データソースの明確化
・適切な資源の提供.技術専門家,試験ラボ,データ管理,インフラストラクチャ,訓練を含む場合がある.
・必要な処置を可能とする責任と権限の確立
・それぞれの識別したデータソースについての,限界,受入れ基準,エスカ

8.1 一般

レーションする基準，発生した不適合又は起こり得る不適合の報告メカニズムを含む要求事項の定義
- データソース中のデータエレメントの分析
- データソース間のデータの調整と分析

新しいデータソースの確立が必要な場合，組織は，それらが識別され基準が定義されていることを確認するとよい．組織は，組織の内部及び外部の両方に関連するデータソース及びデータエレメントを識別し文書化するとよい．データエレメントはデータソース内の不適合，起こり得る不適合及び確立したプロセスの有効性に関する情報を提供する．

改善プロセスを開始するために用いるエスカレーションの基準は，時にアクションレベル，トリガーポイント，スレッショルドレベルと呼ばれる場合がある．エスカレーション基準は適切な手順の中に文書化しておき，一般的なアクションレベル及びリスクマネジメント活動の結果からの特定のアクションレベルを含めておくのがよい．基準は，特に素早いエスカレーションのために確立するのがよい．例えば，死亡又は重大な障害のような事故は迅速な処置のために改善のフェーズにエスカレートするのがよい．新しい意図した使用/適用の新しい技術及び既存技術については，監視プロセスに対して初期のエスカレーションの基準を定義することが困難な場合があるかもしれない．それ故，エスカレーションの基準の初期の前提を確認しエスカレーション基準の確立又は改定するために，組織は情報分析を行う資源を計画するとよい．

フェーズⅡはデータソース内及びデータソース全体の測定及び分析である．組織は，品質及び規制要求事項について運用上不可欠なプロセスをレビューし，必要に応じ測定，分析及び改善実施に関連するデータソースの選定をするとよい．加えて，QMSが，適切で，妥当で，かつ，有効であることを確実にするためにこれらの改善が行われていることをレビューするためにトップマネジメントによる定期的なレビューが実施される．

下記はデータソースの例であるが，これに限定されるものではない．
- 規制要求事項

- 過去のマネジメントレビュー
- 供給者の能力又は管理に関する情報
- 苦情
- 有害事象報告
- プロセスコントロール
- 製品の監視又は測定
- 品質監査（内部/外部）
- 製品リコール
- 補修部品の使用
- サービスレポート
- 返却品
- 市場/顧客の調査
- 科学文献
- メディアソース
- 製品実現活動（設計，購買，製造及びサービス，顧客情報）
- リスクマネジメント
- その他の市販後に関する文書や記録

データソースで問題が明らかになったとき，組織が，外部のデータソースからの情報も含めて，その他のデータソースから関連する情報を識別しレビューすることもまた重要である．

フェーズⅢの間では，許容基準は，通常は設計・開発活動の間に特定されるシステム，製品及びプロセス仕様又は要求事項に基づくのがよい．これにはQMSの構造，組立プロセス，引渡しプロセス，附帯サービス，据付け及び流通プロセスの開発及び維持を含む．

フェーズⅣに移行する際，不適合又は起こり得る不適合に対してとられる処置において，レビュー又は承認などのような適切なレベルでのマネジメントの関与を確立するのがよい．組織のトップマネジメントは，識別したデータソースの測定基準が定められ，組織全体に伝達されることを確実にするとよい．

定義したプロセスの有効性のチェックとして，組織は，プロセスのアウトプットを一定の間隔で見直しを行って必要に応じて改善又は調整を行い，このレビュー / 改善からの情報をトップマネジメントと共有するとよい．見直し及びとった処置の文書化した証拠は，QMS の一部である．

統計的手法の使用は，データ収集，分析及び適用を含んだ広範囲の状況において，組織にとって有益になり得る．これらの技術は，特定の要求事項への製品適合性だけでなく，プロセスの能力の実証にも役立つ．それらは，顧客の要求と期待をよりよく理解するために，入手するデータを決定し，データを最大限に活用するのに役立つ．

更なる詳細は GHTF/SG3/N18 文書にあり，統計的手法に関する情報は ISO/TR 10017 で利用可能である．

8.2 監視及び測定
8.2.1 フィードバック

組織は，品質マネジメントシステムの有効性の測定の一つとして，顧客要求事項を満たしているかどうかに関する情報を収集し監視する．この情報の入手及び利用の方法を文書化する．

組織は，フィードバックプロセスの手順を文書化する．フィードバックプロセスには，製造後の活動とともに，製造からのデータ収集の規定を含める．

フィードバックプロセスで収集した情報は，製品実現又は改善プロセスへの潜在的なインプットであると同様に，製品要求事項の監視及び維持のために，リスクマネジメントへの潜在的なインプットとして働く．

適用される規制要求事項が組織に製造後の活動からの特定の経験を得ることを要求している場合，この経験のレビューはフィードバックプロセスの一部とする．

意　図

この節は，組織が顧客の要求事項を満たしているどうかに関する情報の収集と監視における特定の要求事項を定めている．この情報はデータ分析のためのソースである（8.4 参照）．さらに，この節は製造中及び製造後の活動からのフィードバック情報を入手し使用するための手順を文書化するという新たな要求事項の概要を述べている．ここには製品実現及び改善のプロセスにおいて製品要求事項の監視及び維持のためにリスクマネジメントへのインプットとしてフィードバック情報を使用するという要求事項も含んでいる．

指　針

製造中及び製造後活動からのデータ収集は，これまでに予測できなかった危険状態を明らかにするか，又は危害の重大さの推定又は発生を修正することが可能である．組織は，医療機器のリスクマネジメントファイルをレビューし，流通を維持するために必要に応じてファイルを更新するとよい．このレビューは，収集したデータの重要性及び医療機器の全体的な利益/リスクの割合への影響に応じて，臨時又は定期的に行うことができる．

8.2.2　苦情処理

組織は，タイムリな苦情処理のための手順を，適用される規制要求事項に従って文書化する．

この手順には，少なくとも，次の活動に対する要求事項及び責任を含む．

a) 情報の受領及び記録
b) フィードバックが苦情を含んでいるかを決めるための情報の評価
c) 苦情の調査
d) 適切な規制当局への報告の必要性の決定
e) 苦情に関連する製品の取扱い
f) 修正又は是正処置の開始の必要性の決定

8.2 監視及び測定　　　　　　　　　　　　　　　　　　167

> もし，苦情を調査しない場合には，その理由を文書化する．苦情処理プロセスからの結果として実施する全ての修正及び是正処置は文書化する．
> 　調査の結果，組織外の活動が苦情の一因である場合，関連する情報を組織と関与している外部パーティとの間で交換する．
> 　苦情処理の記録は維持する（4.2.5 参照）．

意　図

この節は苦情処理プロセスの確立と維持に関する一般的な要求事項を提示しており，苦情処理ファイルの内容及び苦情の処理方法を含んで，関連する文書化した手順が対処する必要がある多くの項目を含んでいる．また，文書化の新たな要求事項を規定している．また，次のような文書化の新たな要求事項を規定している．

i)　適用できる規制要求事項に従った遅滞ない苦情処理
ii)　苦情が調査されなかった理由
iii)　苦情の結果としての修正又は是正処置

指　針

苦情は，複数の異なる情報源から出てくる可能性がある．幾つかの例は，使用者，又は医療提供者，ディストリビュータ，供給者，出版された文献，一般公衆又は規制当局である．

受領したフィードバックが ISO 13485 の 3.4 に定義された苦情であるかどうかを判定するために，苦情の最初の記録されたレビューと評価が必要となる．この評価は苦情調査と同じではないことに注意することが重要である．情報がまさに苦情であるかないかを判定するため，及び苦情が調査される必要があるかないかを判定するために評価は実施される．評価の決定が，それは苦情ではないとなれば，正当性は記録されなければならない．組織が受けたどんな顧客の苦情も評価されるのがよい．顧客のサービス要求及び保証請求は，修正又は問題の再発を防止するための是正処置の対象となるであろう製品欠陥を示

す，最も一般的な外部に現れる徴候である．組織が，同じ組織内の他の機能や部門を顧客とみなすこともあり得る．この場合，内部の苦情は顧客の苦情として取り扱い，それに応じて処理することができる．

さらに調査が必要かどうかの決定を行う．同じような苦情については重複する調査は必要ない．調査が重複するだろう場合は，元の調査への言及は二度目の調査を行わないことの受入れ可能な正当な理由である．苦情と調査報告書が適切に特定され互いに結び付けることができれば，この情報は調査報告書に繰り返される必要はない．この情報は，どんな苦情調査にも不可欠な基本情報である．

苦情に必要とされる情報が入手できないか，又は遅れることなく入手できないという場合がある．このような状況では，組織は情報を入手するために行った相応な努力の文書化した裏付けを提供するのがよい．この裏付けは，相応でかつ誠心誠意の努力が行われたのであれば受け入れできる．例えば，病院へかけた1回の電話は情報を入手するための相応で真剣かつ熱心に取り組んだ努力ではないだろうが，おそらく，数日にわたる一日の内に異なる時間に3回かけることは，誠実な努力であるかもしれない．苦情情報を入手する努力は，苦情と関連するリスクに相応であることがよい．

3回目の評価は，苦情が8.2.3に概説されるような報告すべき有害事象を呈しているかどうかを決定するために完了される．組織は，医療機器に関する全ての文書及び口頭による顧客の苦情を収集し調整する者（職務又は職位によって）を正式に任命するとよい．この担当者は，あらゆる苦情，特に傷害，死亡又はあらゆるハザードに関連する苦情を即座にレビューすることを確実にする権限を保有するとよい．苦情を評価する際に，組織は医療機器が次のいずれかの状態であるかについて考慮するとよい．

・その仕様に適合していない．

・仕様に適合しているが，それにも関わらず，使用中に問題を引き起こす．

例えば，仕様に適合している医療機器に関する苦情は，製品の仕様に組み込まれた設計・開発プロセスのアウトプットに関する問題に起因することがあ

る．取扱いに関連した苦情は，例えば使用説明書が不適切であることを示唆している．

　苦情の調査によって，組織の外部提供者が実施した活動が関与している可能性が決定されることがある．外部パーティは別個の法人（例えば，供給者又は代理店/代理業者）であり得るが，例えば，組織の別部門又は本社内に存在することもある．他のパーティがどのようなものであれ，適切に苦情を調査し解決するために必要なあらゆる情報が相互に伝達されるような取り決めがなければならない．これについては通常，外部パーティとの契約又は品質の覚書に記載されているものである．

　文書化された苦情システムは次を含めるべきである．
・システム運営の責任の確立
・苦情の評価
・苦情の主な原因を特定できるよう記録及び統計的要約の作成
・あらゆる是正処置の実施
・顧客からの返品及び不具合のある在庫の隔離と廃棄（汚染除去について特に配慮が必要かもしれない）
・顧客との連絡及び他の関連記録の保管（これらの保管期間を定義するとよい）

　苦情調査の記録は，苦情が適切にレビューされたことを示す十分な情報，例えば，次があったかどうかの判定を含むとよい．
・仕様に従って動作する上で，実際に医療機器の不具合があった．
・患者の治療又は診断に医療機器が使用されていた．
・死亡，傷害又は疾患があった．
・医療機器と報告された事故又は有害事象との間に何らかの関係があった．

　通常，調査記録には下記が含まれる．
・医療機器の名称
・苦情を受けた日付
・UDI，医療機器名称，又は使用した管理番号

- 苦情申し立てを行った者の氏名と住所
- 苦情の性質
- 次のような記録や実施した試験を含む調査の要約(ただし,これに限定されない)
    - 7.5.1 に定義されているバッチ記録を含む製造記録の見直し
    - 製品と関連する製造上の不適合のレビュー
    - 返却された製品又は同様の製品のテスト
    - 製品への影響に対する適用可能な変更の評価
    - 調査の一部として実施されたその他の活動
- 調査結果
- 実施された修正
- 実施された是正処置
- 処置が実施されなかった場合の理由
- 調査の日付
- 調査担当者の氏名
- 適用できる場合,規制当局への報告
- 苦情申し立てを行った者に対する回答(あれば)

苦情調査記録は,個人の機密健康情報とみなされる情報を含むことがある.したがって,これらの記録の保管と取扱いは,適用できる規制要求事項を満たすために,文書化した手順により組織の内部において適切に取り扱うのがよい(4.2.5 参照).

リスクマネジメント活動の見直し及び更新のために苦情を考慮するとよい.例えば,製品の苦情又は顧客のフィードバックを通じて,新たなハザード又は故障モードが特定できる.別の例として,苦情率が増加するか,又は苦情の重大度がリスクマネジメントファイルに記載されたものと異なることがある.したがって,リスクコントロール手段をとることの必要性を評価するために,リスクマネジメント文書は遅滞なく更新されるとよい.新しいハザード又は故障モードの特定が,組織が即座に処置をとるためのリスク受容基準を超えること

にならないかもしれないが，傾向と更新は監視の目的にとっては重要である．

8.2.3 規制当局への報告
適用される規制要求事項が，規定された有害事象の報告基準に該当する苦情又は通知書の発行の通知を要求している場合，組織は，適切な規制当局への通知を提供するための手順を文書化する．

規制当局への報告の記録は維持する（4.2.5 参照）．

意　図
これは，規制当局への有害事象の報告基準を満たす苦情を報告する手順，又は有害事象の苦情の受領後に通知書を発行する手順を文書化するという要求事項の新しい節である．規制当局への報告記録の維持の要求事項を追加している．

指　針
規制要求事項は，医療機器の使用について監視し，ある特定の使用中の経験を規制当局に通知するよう，組織に要求事項を課すことができる．疾患及び傷害は，適用される規制によって定義されることがよくある．さらに組織は，特定の基準が満たされた場合，医療機器に関する通知書を発行することができる．適用される規制要求事項に従ってそのような通知書を発行するための適切な手順を文書化する必要がある．

8.2.4 内部監査
組織は，品質マネジメントシステムが次の事項を満たしているか否かを明確にするために，計画した間隔で内部監査を実施する．
a) 品質マネジメントシステムが，計画し文書化された取り決めに適合しているか，この規格の要求事項に適合しているか，組織が決めた品質マネジメントシステム要求事項に適合しているか，及び適用される規

制要求事項に適合しているか．
b) 品質マネジメントシステムが効果的に実施され，維持されているか．

組織は，監査の計画及び実施，並びに記録及び監査結果の報告に関する責任及び要求事項を規定した手順を文書化する．

組織は，監査の対象となるプロセス及び領域の状態及び重要性，並びにこれまでの監査結果を考慮して，監査プログラムを策定する．監査の基準，範囲，頻度及び方法は，定義し記録する（4.2.5 参照）．監査員の選定及び監査の実施においては，監査プロセスの客観性及び公平性を確保する．監査員は，自らの仕事は監査しない．

監査したプロセス及び領域の識別，並びに結論を含む，監査及びその結果の記録を維持する（4.2.5 参照）．

監査された領域に責任をもつ管理者は，発見された不適合及びその原因を除去するために遅滞なく全ての必要な修正及び是正処置がとられることを確実にする．フォローアップには，とられた処置の検証及び検証結果の報告を含める．

注記　更なる情報は，ISO 19011 を参照．

意　図

この節は，組織に内部監査を実施するよう指示し，内部監査プログラムの要求事項に関する基準を提供している．この節では，内部監査が，適用される規制要求事項が有効に実施され維持されていることを判定するための要求事項を追加している．

指　針

この節に含まれる要求事項は，ISO 13485 の要求事項への適合及び適用できる規制要求事項の遵守を検証するための内部監査及び QMS のレビューに向けたものである．この要求事項ではレビューと評価に焦点が当てられている．内部監査の間は，ISO 13485 の適合性及び適用される規制要求事項の遵守に

8.2 監視及び測定

関しての妥当性を確実にするために手順をレビューし，手順が効果的に実施されているかどうかを判定するとよい．対照的に，マネジメントレビューは，品質方針が実施され，組織が品質目標の達成に向けて取り組んでおり，QMSが，適切で，妥当で，かつ，有効であることを確実にするための組織の広範囲にわたるレビューである．

組織は，有効な内部監査を実行することがQMSの有効な運営に極めて重要であることを理解する必要がある．そのような監査及び苦情やサービス記録などのその他の情報源により提供されたフィードバックを使用して，組織は，製品を実現するためのプロセスが管理状態で稼働していることを保証するためにフィードバックループを閉じておく．

内部監査の計画は，関連するリスクに基づいて主眼点及び間隔の変更が可能なようにするとよい．例えば，製品又はプロセスに対する大きな変更は，特定の領域又は一連の要求事項に焦点を当てた監査を余儀なくされるかもしれない．これを支援するために，組織は，例えば，特定の製品の設計及び開発プロセスの集中監査を実施することができるであろう．

通常，監査の結果は，発見された欠陥を示す報告文書に記述する（4.2.5参照）．通常，監査での発見に対応する適切な目標日を含めることによって，不当な遅延を防止できる．内部監査から生じる情報は，マネジメントレビューへのインプットとして伝達，使用することができる（5.6.2参照）．

限定的だが明確に定義した一連の監査は，単一の包括的監査と同等に有効であることがある．このような監査システムは，不十分な領域又は他の重要な領域に特別な注意を払ったり，繰り返し注意を払ったりするために，柔軟に行うことができる．

定期的な内部監査に加えて，次の目的のため特別内部監査を実施することができる．

・QMSが継続して指定された要求事項を満たすことを検討するとき，また必要に応じて契約関係の枠内で施行されていることを検証するとき．
・職務領域の重要な変更がなされるとき（例：組織再編又は手順の改訂）．

- 不適合により危険性がある場合，若しくは危険性が疑われる製品の安全性，性能又は信頼性を調査するとき．
- 必要な是正処置が実施され，有効であったことを検証するとき．

内部監査は一部又は全部を外注してもよい．監査員の力量の更なる情報に関連する情報及び詳細については，ISO/IEC 17021-3 を参照のこと．

8.2.5　プロセスの監視及び測定

組織は，品質マネジメントシステムのプロセスを適切な方法で監視し，適切な場合，測定をする．これらの方法は，プロセスが計画どおりの結果を達成する能力があることを実証するものである．計画どおりの結果が達成できない場合は，適切な場合，修正及び是正処置をとる．

意　　図

この節は，QMS プロセスが意図した結果をもたらすことを確実にするために QMS プロセスを監視し測定するよう組織に指示している．

指　　針

適切な方法を決定する際には，組織は製品の要求事項への適合性並びに QMS の適切性，妥当性及び有効性への影響に関連してプロセスの各々に適切な監視又は測定の種類及び範囲を検討するとよい．

データソース，データエレメント及び許容基準を指定したら，計画したプロセスの一部として，組織は，適合又は不適合を判断するためにプロセスの測定，監視及び分析を行う必要がある．測定，監視及び分析に使用するソフトウェアは，それが市販品（off-the-shelf）であれ，特注のものであれ，その意図した使用に対しバリデートするとよい．

この指針では，測定はデータエレメントの値（すなわち定量値，定性値）を求める一連の操作をいう．製品，プロセス及び QMS の測定で収集されたデータは，製品のライフサイクルを通して入手される．組織は，例えば，測定の頻

度，精度及び正確さを定めるとよい．また，組織は収集したデータが最新のもので適切なものであることを確実にするとよい．

監視は，測定値の体系的で通常的な収集である．組織は計画フェーズでどんなデータを，いつ，どのように監視するかを決めるとよい．データは更なる処置のために分析できるように決めるのがよい．データの監視はデータソースとエレメントのタイプにより継続的又は定期的であり得る．監視プロセスは，継続して適切かを定期的にレビューするとよい．測定したデータは品質記録として保持するのがよい．組織はデータを検索可能で，分析に適し，QMS及び規制要求事項に合致した形で維持するとよい．

フィードバックプロセスに関連する例として，マーケティング部門によって実施された顧客調査が特定の製品の包装に一般的な不満があることを示していた．さらに調査（データソース内及び他のデータソースにわたって）を行い，苦情，返品及びサービスレポートをレビューしたところ，現在の包装設計では誤使用，不安全な使用又は機器の損傷の潜在的な可能性があることが明らかになった．この分析の結果として，改善のフェーズ（図4のフェーズⅢ）へのエスカレーションを考慮するとよい．

8.2.6　製品の監視及び測定

組織は，製品要求事項が満たされていることを検証するために，製品の特性を監視し，測定する．監視及び測定は，計画し文書化された取り決め及び文書化された手順に従って，製品実現プロセスの適切な段階で実施する．

合否判定基準への適合の証拠を維持する．製品のリリースを正式に許可した要員の識別を記録する（4.2.5参照）．適切な場合，記録には，測定活動の実施のために使用した試験機器を識別する．

計画され文書化された取り決めが問題なく完了するまでは，製品のリリース及びサービス提供を行わない．

埋込み医療機器に関して，組織は，全ての検査又は試験を実施した要員

の識別を記録する．

意　図

この節は，仕様に適合することを確実にするために製品を監視し測定するよう組織に指示している．能動埋込み医療機器及び埋込み医療機器に関連するISO 13485 の旧版からの要求事項は，全ての医療機器に適用可能な新しい一般要求事項に組み込まれている．

指　針

インプロセス検査及び試験には，入荷材料の受入れから最終検査に医療機器を提出するまでの全ての活動が含まれる．インプロセス検査及び試験は，プロセス管理と不適合製品の早期発見の両方に利用することができる．購買した製品は 7.4.3 の規定に従って検証する．

最終検査には，製品の最終リリースにおいて基本となる活動（調査，検査，測定又は試験）が含まれる．以前に実施した検査及び試験結果の記録もレビューすることができる．

最終検査及び試験の基礎となる規定要求事項には，全ての所定のリリース基準を含めるのがよい．これらは当該医療機器の種類及びその意図する使用に直接的に関連させるとよい．最終検査及び試験は，以前の検査及び試験において確認されていない，全ての所定のリリース基準への適合に関する客観的証拠を提供することがよい．最終試験には，現実的であるならば，模擬使用条件又は実際の使用条件下で，あるロット又はバッチから抜き取った製品を使用した試験を含めることができる．

ユーザーの敷地内で組立て又は据付けがなされる医療機器の場合，追加の検査及び試験を組立て / 据付けの完了後に実施すべきである．このような場合，これらの検査及び試験活動は組織が実施するのではないかもしれないが，組織は検査・試験手順及び予測される結果に関する全ての必要な情報を確実に入手できるようにするとよい．

8.2 監視及び測定

　製品が要求事項に適合するようにするために測定方法を選択する場合，また顧客要求事項を考慮する場合，組織は次について考慮するとよい．

- 製品特性の種類（後に測定の種類，適切な測定手段，必要とされる精度，必要とされる技能がこれによって決まることになる）
- 必要とされる設備，ソフトウェア，及びツール
- 一連のプロセスにおいて適切な測定ポイントの決定
- 各ポイントで測定すべき特性，使用すべき文書及び使用する合否判定基準
- 製品の選定した特性の観察又は検証のポイント（顧客が定めたもの）
- 規制当局によって観察又は実施される必要がある検査又は試験
- 認定された第三者機関にQMSの範囲内で活動を実施してもらうことを組織が意図した，若しくは顧客又は規制当局が組織に要求した時期及び方法
- 人員，材料，製品，プロセス，QMSの適格性評価
- 検証活動が完了し，承認されたことを確認する最終検査
- 製品測定の結果の記録

　組織の検査及び試験の記録により，品質に関する要求事項を満たしたインプロセス製品及び最終製品の評価が容易になるとよい．

　適用できる場合，監視及び測定の記録において次を行うことができる．

- 使用した検査・試験手順及び改訂番号を明記する．
- 使用した試験設備を明記する．
- 試験データを含める．
- 検査又は試験の責任者が署名し，日付を記入する．
- 検討した製品数と合格した製品数を明記する．
- 検査又は試験で不合格となった製品の廃棄と，不合格の理由を記録する．

　検査及び試験の記録に加えて埋込み医療機器の場合，組織は，欠陥品検査及び是正処置又は予防処置を円滑に進めるため，検査又は試験の実施者に関する情報を記録するとよい．

8.3 不適合製品の管理
8.3.1 一般
　組織は，製品要求事項に適合しない製品が誤って使用されたり，又は引き渡されることを防ぐために，それらを識別し，管理することを確実にする．組織は，不適合製品の識別，文書化，隔離，評価，及び処分の管理及び関連する責任並びに権限を定めるための手順を文書化する．

　不適合製品の評価には，調査の必要性の決定及び不適合に対する責任をもつ全ての外部パーティへの通知の必要性の決定を含める．

　不適合の性質及び不適合の評価，全ての調査及び決定の理由を含む全てのその後とられた処置の記録は，維持する（4.2.5参照）．

意　　図
　この節は不適合製品を識別し管理する上での組織に対する要求事項を概説している．この節には，不適合製品の識別，文書化，隔離，評価及び処分するための管理，責任及び権限を定義する手順を文書化するという新しい要求事項が追加されている．さらに，この節には，不適合に責任を負う全ての外部パーティに対する調査又は通知が必要かどうかを決定するために不適合製品を評価するという新しい要求事項が追加されている．

指　　針
　組織が顧客要求事項及び規制要求事項を満たす医療機器を一貫して提供できるようにするために，組織はQMSの実施及び維持に責任を負う．不適合とは要求事項を満たしていないことである．適合性についてレビューされている要求事項は製品，プロセス，又はQMSに関連する可能性があることを理解することが重要である．

　不適合を識別したとき，組織はその重大性，関連するリスク，再発の可能性の判定を行う．これにおいて，組織は不適合が関連するリスクがほとんどない，又は再発する可能性は低いと判定する場合がある．このような場合，組織

8.3 不適合製品の管理

は修正のみを実行することを決定することができる．

製造中又は医療機器が顧客に配送された後に QMS 内で万一，不適合が再発すれば，それは改善が必要である可能性があることの兆候である．いずれの場合も，再発を防ぐ目的で是正処置が実施されるとよい．是正処置は，担当者の力量を確立するための訓練のように単純であるかもしれないし，製造プロセスの再設計のような複雑なものかもしれない．

単一の QMS の範囲内で観察された不適合を排除するためにとる処置（その QMS 内で運営する複数のサイト又は施設で処置がとられるかどうかに関わらず）は是正処置と見なされる．しかし，これらの不適合をまだ経験していない別の QMS（同じサイト，施設，組織であるかどうかに関わらず）内で適用される類似の処置は，予防処置とみなされる可能性が高い．処置をどのように分類するかに関わらず，このことはリスクベースのアプローチの適用の証拠となるであろう．

組織の要員には，不適合製品を適切な時期に確実に発見・廃棄できるよう，プロセスのあらゆる段階で不適合を報告する権限と責任をもたせることが必要である．

組織のトップマネジメントは，特定された不適合のレビューと廃棄を行うための効果的なプロセスの確立を確実にするとよい．

不適合製品には，組織が所有する施設で発生した不適合製品，並びに組織が受領又は配送した不適合製品が含まれる．

組織により確立され維持される手順には，次の目的があるとよい．

・不適合にどの製品が関与しているか（例：どの製造期間，製造機械又は製品か）及び不適合に関与する製品の量の決定
・確実に適合製品と区別できるように不適合製品を識別する．
・不適合製品の存在と由来を文書化する．
・不適合の性質を評価する．
・不適合製品の処分の代替となる手段を考慮する．
・処分方法を決定し，記録する．

- 処分の決定に沿って後の不適合製品の処理（例：物理的隔離による）を管理する．
- 不適合の影響を受ける可能性のある相手（適切な場合，顧客も含む）に通知する．

不適合と判定された場合，組織は是正処置だけでなく，修正についても必要性を判定するとよい．修正とは，スクラップ，修理，手直し又は調整を意味し，不適合製品の除去に関係する．一方，是正処置は不適合の原因の除去に関係する（8.5.2 参照）．

不適合製品を使用，受入れ，又はリリースする予定である場合，組織は不適合製品を修正しその後に再評価する，又は当該製品をそのまま使用することのいずれかによって使用，受入れ，リリースの決定することができる．

必要に応じて，不適合の原因を特定，修正し，再発を防止するための処置を講じることができるよう，不適合製品に関する情報は全ての適切な要員に提供するとよい（8.5 参照）．不適合製品に関する情報は，リスクマネジメント活動のレビューと更新を必要とすることがある．

汚染の危険性がある（例：微生物，ウィルス，化学的，放射性）返却された製品の場合，有害性物質に関する規制要求事項について配慮するとよい．

次を確実にするため，スクラップと指定された不適合材料の廃棄に関する管理を確立するとよい．
- その状況が明確に識別される．
- 適合製品と混同される可能性がない．
- 製造システムに再び入る可能性がない．
- 安全に廃棄される．

8.3.2 引渡し前に発見された不適合製品における処置

組織は，次の一つ以上の方法で不適合製品を処理する．
a) 発見された不適合を除去するための処置をとる．
b) 本来の意図する用途又は適用ができないような処置をとる．

8.3 不適合製品の管理

c) 特別採用によって，その使用，リリース又は合格と判定することを正式に許可する．

　組織は，正当性が提供され，承認が得られ，適用される規制要求事項が満たされる場合に限って，特別採用によって不適合製品を受け入れることを確実にする．特別採用による受入れ及び特別採用を許可した人の識別の記録は，維持する（4.2.5 参照）．

意　図

この新しい節の見出しは，不適合製品が流通前に検出された場合に何を行うべきかに関しての要求事項を分離するために導入された．

指　針

　組織の業務上，検証，バリデーション，検査，又はテストが実行された後に不適合のアウトプットが識別されることがあり得る．ISO 13485 は，不適合のアウトプットを処理するプロセスを組織に要求している．

　組織が不適合のアウトプットを管理し，適切な文書化された情報を保持するために使用する方法と手法は，組織にとって適切なものであるとよい．不適合報告や顧客苦情などの正式な様式を使用することで，どのような処置がとられたかを把握することが容易になる．この文書化された情報は，複雑である必要はなく，詳細かつ説明的である必要がある．

　一部の顧客は，不適合に関する通知を要求し，また，とるべきステップに関して承認することがある．この場合，不適合を検出したら顧客に通知する必要がある．組織は，通知と一緒に提案するステップに関する情報を含めることができる．

　組織が，不適合が存在するときに不適合製品の使用，受入れ，又はリリースすることを選択する場合，組織は特別採用を行う．特別採用が行われた場合，組織は医療機器及び附帯サービスに関する規制上の責任を放棄することはできない．それぞれの特別採用は，不適合が適用される規制要求事項とも対立しな

いことを確実にするためにレビューするとよい．それぞれの特別採用を許可する組織内の担当者の識別情報を記録に維持し，この記録には規制要求事項を完全に満たしていることを文書化した情報を含むとよい．

> **8.3.3 引渡し後に発見された不適合製品における処置**
> 引渡し後又は使用開始後に不適合製品が発見された場合には，組織は，不適合の影響，又は潜在的影響に対して適切な処置をとる．とった処置の記録は維持する（4.2.5 参照）．
> 組織は，適用される規制要求事項に基づいて，通知書を発行するための手順を文書化する．この手順は，いつでも実施できるものとする．通知書の発行に関する処置の記録は，維持する（4.2.5 参照）．

意　　図

この新しい節の見出しは，不適合製品が流通後に検出された場合に何を行うべきかに関しての要求事項を分離するために導入されている．

指　　針

既に出荷されている製品において不適合が発見された際の取扱い手順には次のような処置が含まれる．
・製品の販売を撤回する．
・製品の流通を撤回する．
・顧客への勧告の発行（使用前の点検の実施，製品の使用に関する追加指針の提供，及びソフトウェア又は構成部品／組立部品を含む特定の製品の交換という形式をとることができる）
・物理的返却又は製品の破壊を要求する．

医療機器の意図された使用及び患者の傷害の可能性又は規制要求事項を満たすことができない可能性に伴う不適合と関連するハザードの性質及び深刻さは，処置の緊急性及び程度を決定し，通知書を発行する必要があるかどうか及

8.3 不適合製品の管理

び規制当局に報告する必要があるかどうかを決定する．規制要求事項は，通知書が指定された規制当局に報告されることを規定している場合がある．リスクに応じて，適用される規制当局を関与させ，問題を公衆に知らせる必要があり得る．

サービス組織は，サービスの提供中又は提供後に不適合を発見する可能性が高い．有形の製品を取り扱うのと同じ方法でサービスを提供するプロセスを修正することはできない．しかし，問題の再発の潜在的可能性を減らすためにサービス提供を改定できるよう，是正処置を開始することはできる．

通知書の作成，許可，発行の手順は次について明記するとよい．
・主担当者が不在の場合でも手順を作動させることができる取り決め
・処置の開始する権限と影響を受ける製品を判定する方法
・返品された製品の処理を決定するためのシステム（例：手直し，再包装，スクラップ）
・情報伝達システム（地域又は国の規制当局への報告の必要性を含む），連絡先，組織と国又は地域の規制当局と顧客との情報伝達方法

流通後又は使用開始後に不適合製品が発見されたときにとられる処置は，"製品リコール"と呼ばれることがある．"リコール"という用語には国又は地域の管轄区域において様々な定義があるため，ISO 13485 ではこのような活動について記述する際に使用していない．

通知には次を提供するのがよい．
・医療機器と形式の記述
・該当する医療機器のシリアル番号，UDI，又はその他の識別情報（例：バッチ又はロット番号）
・通知書発行の理由
・起こり得る危害に関する勧告
・結果としてとられる，あらゆる処置

医療機器が組織に返品された場合，合意された修正の進捗状況が監視され，適切な場合は組織に物理的に返品された製品の量，又は現地でスクラップにさ

れた製品又は現地で修正された製品の量を照合するとよい．法的管轄によっては，適用される規制要求事項に従って規制当局と連絡をとる必要があるかもしれない（8.2.3 参照）．

> **8.3.4 手直し**
>
> 　組織は，その手直しが製品に与える潜在的悪影響を考慮の上文書化された手順に従い手直しを実施する．この手順は，元の手順と同様のレビュー及び承認に基づいて発行される．
>
> 　手直しの完了後，製品が，適用される合否判定基準及び規制要求事項に適合していることを確実にするために，製品を検証する．
>
> 　手直しの記録は，維持する（4.2.5 参照）．

意　　図

不適合製品を仕様に適合させるための手直しに関する要求事項が新しい節として分離された．

指　　針

この箇条は，製品の手直しが繰り返されたかどうかに関わらず，製品に施す再加工の悪影響を判定することを要求している．その意図は，手直しが製品に悪影響を及ぼす可能性があるという判定を全ての手直しに対して実施するということである．同様のレビューと承認をするとは，手直しされなかった製品に適用されたものと同じ検証 / バリデーションプロセスを使用することを意味している．

> **8.4 データの分析**
>
> 　組織は，品質マネジメントシステムの適切性，妥当性及び有効性を実証するため，適切なデータを明確にし，それらのデータを収集し，分析するための手順を文書化する．この手順には，統計的手法及びその使用の範囲

を含む，適切な方法を決定することを含める．

　データの分析には，監視及び測定の結果から得られたデータ及びそれ以外の該当する情報源からのデータを含める．それには少なくとも次からのインプットを含める．
a) フィードバック
b) 製品要求事項への適合性
c) 改善の機会を得ることを含む，プロセス及び製品の特性並びに傾向
d) 供給者
e) 監査
f) 適切な場合，附帯サービスの報告書

　もし，このデータ分析によって，品質マネジメントシステムの適切性，妥当性又は有効性がないことが示された場合は，8.5で要求されているように，組織はこの分析を改善のためにインプットとして用いる．

　データの分析結果の記録は，維持する（4.2.5参照）．

意　図

　この節は，QMSが組織に適しているかどうか，実施されている業務に適しているかどうか，効果的に運用されているかどうかを判定するために，組織が複数のデータソースを分析するように指示している．

　QMSの妥当性を判定する既存の文書化された手順の範囲を拡張する新たな要求事項（適切性と有効性の追加），QMSの適切性，妥当性，有効性を実証するための適切な方法と統計的手法の使用，及び，新しい品質データソースとして監査の情報と附帯サービスの報告書の情報を使用するという新しい要求事項が追加された．加えて，新しい要求事項はデータの分析結果，組織のQMSがふさわしくない，妥当でない，又は効果的でないことを示すとき，分析結果を8.5に示す改善プロセスへのインプットとして使用すべきであると述べている．

指　　針

この指針では，分析とは結論を導き出すために測定から得られたデータを体系的にレビューし評価することである．GHTF/SG3/N18 "品質マネジメントシステム―医療機器―是正処置及び予防処置及び関連する QMS プロセスに関する指針"からの情報がこのハンドブックに組み込まれている．

組織は，計画において作成した基準に対してデータを分析するための文書化した手順をもつ必要がある．分析は，不適合又は潜在的な不適合を特定する，又は更なる調査が開始されるべき領域を特定するために行う．さらに，分析は組織の QMS プロセスの適切性，妥当性及び有効性を証明するとともに，製品が顧客及び規制要件を満たしていることを確実にするために使用される．分析ツール，専門家チーム，プロセスオーナー，又は独立したレビュー者を使って分析を実行することができる．分析の結果は記録するとよい．

何を測定するかを決定した後，変動状態を把握するための統計的手法を特定し，それによって組織が有効性と効率を維持又は改善するように導くとよい．これらの手法は意思決定を支援するための利用可能なデータのよりよい利用を促進する．統計的手法は変動の識別，評価，分析，解釈及びモデル化に役立つ．

不適合の分析に対して，適切な統計的及び非統計的手法が適用できる．統計的手法の例には，下記がある．

・統計プロセスコントロール（SPC）チャート
・パレート図
・トレンド分析
・線形，非線形回帰分析
・実験計画法（DOE）及び分散分析
・グラフ化（ヒストグラム，分布図など）

非統計的手法の例には，下記がある．

・マネジメントレビュー
・品質会議からの結論

8.4 データの分析

- 安全委員会（内部，外部）
- 不具合モデル及び影響分析（FMEA）
- 故障の木解析（FTA）

分析は幾つかの異なる時点又は組織のレベルで行われる可能性が高い．例えば，一定程度の分析及び可能性のある不具合の調査（例えば，どこに不適合の証拠があるか）は各々のデータソースについて実施される可能性がある．

データソース内の分析に加えて，不適合又は潜在的不適合の程度と重大さを決定するためにデータソース全体にわたる一貫した分析を実施するとよい．異なるデータソースからのデータの結合は水平分析（水平展開）と呼ばれることがある．水平分析の実施から，

- データソースの分析から提案された活動が適切で，そのまま改善に適用できると判断される．
- データソースの分析結果を不適合又は潜在的不適合に発展させるかどうかに関わらず，改善の進捗を保証するための追加情報が提供される．

という可能性がある．

測定，分析の結果は図5に示すように異なるシナリオを導く．

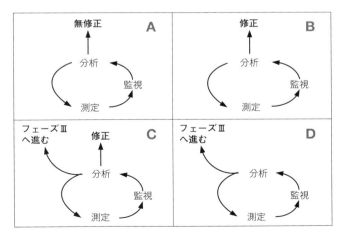

図5　測定と分析の結果

次の表に，図5の使用を支援するための具体例を示す．各シナリオは，測定と分析の異なる結果を示す例で説明される．

基本例	設計・開発手順の文書化要求事項に従っていなかった．欠落した文書は，電子回路基板の供給者変更に関するものであった．要求事項は研究報告書に供給者の名称及び供給者番号を文書化することである．

シナリオA	修正は必要なく，測定と監視を継続する．どんな修正も，また不適合の取扱いをフェーズⅢ（図4参照）にエスカレートすることも行わないことを決定．	
例	不適合	供給者番号が研究報告書に含まれていなかった（しかし，供給者の名称は記載）．
	測定及び分析の結果の要点	分析の結果，手順は適切であり，研究手順の使用者は十分知っていた．問題のレビューの結果，これは単回のミスであることが明らかとなった．要求事項の意図は単に便利のためだけである．
	結論	当座の修正は行わない—供給者は名称が記載され，トレーサビリティは保たれているため，研究レポートの更新は不要．フェーズⅢへエスカレートしない．

シナリオB	修正は必要，測定及び監視を継続する．修正は行うが，不適合の取扱いをフェーズⅢ（8.1参照）にエスカレートしない．	
例	不適合	供給者名称及び番号が研究レポートになかった．
	測定及び分析の結果の要点	分析の結果，手順は適切であり，研究手順の使用者は十分知っていた．問題のレビューの結果，これは単回のミスであることが明らかとなった．要求事項の意図は供給者のトレーサビリティを確保するためであり，研究レポートを更新しなければこれが失われる．
	結論	当座の修正として，研究レポートに供給者名称及び番号を記載し更新する．フェーズⅢへエスカレートしない．

8.4　データの分析

シナリオC	修正を行い，改善フェーズで更なる調査を行う．この決定は当座の修正を実施する．しかし，適切な是正処置を決定するための更なる調査のためフェーズⅢ（8.1参照）へのエスカレーションが必要である．	
例	不適合	供給者名称及び番号が研究レポートになかった．
	測定及び分析の結果の要点	分析の結果，手順は不適切であり，研究手順の使用者はよく知らなかった．複数のレポートで同じ問題が明らかになった．幾つかの場合では，供給者へのトレーサビリティは他の手段で確立したが，他の場合不可能であった．
	結論	当座の修正として，研究レポートに供給者名称及び番号を記載し更新する（供給者が識別できる場合）．是正処置のためフェーズⅢへエスカレートする．

シナリオD	改善フェーズにおいて更なる調査を行うためエスカレーションする．必要な処置を決定するだけの十分な情報がこの時点ではないため，この決定を行う．それ故，調査はフェーズⅢ（8.1参照）にエスカレートする．	
例	不適合	供給者名称及び番号が研究レポートになかった．
	測定及び分析の結果の要点	分析の結果，手順は不適切であり，研究手順の使用者はよく知らなかった．複数のレポートで同じ問題が明らかになった．いずれのケースでも，他の手段によっても，供給者へのトレーサビリティは確認できなかった．
	結論	当座の修正は行わない―供給者が不明であり，この時点では，修正ができない．是正処置のためフェーズⅢへエスカレートする．

　文書化された手順は改善（8.1のフェーズⅢ）へのエスカレーションが必要なときを明確にし，定義するとよい．

　組織は，主なデータソースの幾つかを取り巻く機能グループ又はプロセス（例えば，苦情処理，不適合の取扱い，マテリアルレビューボード，又は変更管理プロセス）をもつことができる．このようなグループ又はプロセスでは，図5で説明した特定の活動をエスカレーションなしで実施できる．

　組織は，リスクの重大性に従って遅滞なく改善に直接エスカレートされるよ

うにイベントを事前に定めることができる．

　修正を実施しない場合や，修正がグループ又はプロセス内で実施され，エスカレーションを必要としない場合，蓄積された情報に基づいて改善へのエスカレーションが必要かどうかを判断するために，データソースの監視と分析が必要である．問題を改善（フェーズⅢ）にエスカレートするときはいつでも，（調査又は特定された処置から得られた）全ての情報を改善活動へのインプットとするとよい．

8.5　改善
8.5.1　一般
　組織は，品質方針，品質目標，監査結果，市販後監視，データ分析，是正処置，予防処置及びマネジメントレビューを通じて，医療機器の安全性及び性能，並びに品質マネジメントシステムの継続的な適切性，妥当性及び有効性を確実にし，維持するために必要な全ての変更を明確にし，実施する．

意　　図
　この節では，QMSの適切性，妥当性及び有効性を維持するための製品，プロセス又はQMSの変更について説明する．要求事項は，医療機器の安全性と性能を保証するために，QMS，プロセス，又は製品が変更されることを要求するよう明示的に拡大されている．さらに，QMS，プロセス又は製品への変更を特定するために，市販後監視（その他の情報源のみならず）からの情報を使用することの要求事項が追加されている．

指　　針
　是正活動プロセス又は予防活動プロセスの改善フェーズは不適合又は潜在的不適合の取り除き又は低減を意図する．
　改善活動は個々の不適合又は潜在的不適合に依存する．測定と分析（フェー

8.5 改善

ズⅡ)からの以前のデータは,改善(フェーズⅢ)プロセスへのインプットとして利用するとよい(8.1 参照).

改善フェーズ及び図6で説明する活動は文書化する必要がある．改善は,一般的に,組織が逐次又は同時に行う次の活動が含まれる.

・調査 ― 報告された不適合の調査を通して
・原因特定 ― 原因又は複数の原因を特定するために分析
・処置の特定 ― 問題解決のための適切な活動の特定
・検証 ― 特定した活動に必要な検証,妥当性確認の完了
・活動の実施 ― 特定した活動の実施
・有効性チェック ― 実施した活動が問題を解決したことの確認

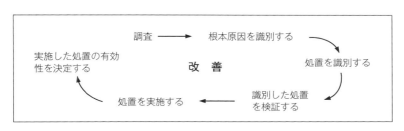

図6 フェーズⅢ ― 改善

調査の目的は実在する又は潜在的不適合の根本原因を究明し,可能であれば推奨する解決策を提供することである．調査の規模/範囲は決定された不適合のリスクに見合ったものとする.

優れた実践とは,文書化された計画が調査に先立って所定どおりに実施されていることである．計画には次を含む.

・問題として発現した不適合の記述
・調査の範囲
・調査チーム及び責任者
・実施する活動記述
・資源
・方法,ツール

・期間 / 期限

プロセスを通して得られる情報から問題の記述を適切にレビューし，精緻にするとよい．

調査には次を含むとよい．

・不適合又は潜在的不適合の範囲 / 広がりの決定
・問題の原因が複数ある可能性を認め，調査は早期に中止しないほうがよい．
・その症状を根本原因と区別し，症状だけでなく根本原因の処置を推奨する．
・過度に徹底的な調査が不適合の是正を遅らせ，不必要な追加費用を発生させる可能性があるため，調査の終点を定義するとよい．［例えば，今までに特定された原因の除去が影響の 80％を修正する場合，重大な原因が特定されている可能性が高い（パレートルール）］．
・関連するリスクマネジメント活動のアウトプットを考慮する．
・エビデンスの書式の合意．例えば，エビデンスが次を裏付けるのがよい．
　・現象の深刻さ
　・現象の発生の可能性
　・現象から引き起こされる影響の重大さ

調査には分析を促進するデータの収集を含み，事前に実施された分析，評価及び調査を強化するとよい．これは，調査者が調査の背景や範囲・程度を理解できるようにすることを保証するために，調査者が発見された作用 / 不適合又は既に確定した原因を特定し，定義し更に文書化することを要求している．

・提供された情報をレビューと明確化
・水平展開から明らかになった追加情報のレビュー
・この問題がシステム的なものか，そうでないかの考慮
・必要に応じて，追加の証拠の収集
・プロセスの責任者 / オペレータ又はその他の参加部門のインタビュー
・文書のレビュー

- 施設又は現象の周辺環境の調査

以前に実施した調査は，その事象が新しい問題か，又は例えば効果のない対策が実施されたことによる再発かを判定するためにレビューすること．次の質問が判定の手助けとなる．

- 単一のデータソースから見つかった不適合か？
- 現在の不適合は他のデータソースで発見された不適合と関連があるか？
- 複数のデータソースで同じ不適合が見つかっているか？
- 他の不適合はここで調査された問題に影響を及ぼすか？

調査に使用されるツールの多くは事象とその事象の症状との因果関係に依存する．症状ではなく原因が特定されることを保証するために，次を考慮する．

- 原因及びその影響の明快な記述がされなければならない．原因と好ましくない結果の関連を記述する必要がある．
- 原因の各々の記述は，好ましくない結果に寄与する複合条件を記述する．

既存の実施のための要求事項がある場合は不履行が原因と考えられる（例：プロセスのステップが実施されなかったアクションを特定した場合）．行為への要求事項は手順から，又は実施のための法令，基準又はガイドラインからの要求，若しくは合理的に期待される活動から生じる．

一般的なツールやテクニックには次が含まれる．

- 因果関係の関連図
- 5-Why 分析
- パレート図
- フィッシュボーン / 石川の特性要因図
- 変更解析
- リスク分析手法
- Is/Is not 分析手法（問題があった / なかった分析手法）

調査結果には次を含むとよい．

- 明確に定義された問題の説明
- 収集し，レビューし，評価された情報

- 情報のレビュー / 評価の結果
- 原因又は寄与要因の特定
- 原因又は寄与要因に対処するための解決策

検出された不適合又は潜在的な不適合の原因又は寄与した要因は，再発を防止するための是正処置又は発生を防止するために予防処置を講じることができるように，速やかに組織によって特定するのがよい．原因を特定するプロセスは，調査のアウトプットから開始するとよい．分析のアウトプットは，不適合をもたらす最も根本的な原因を明確に記述するのがよい．

関連するデータを評価する際，次を考慮するとよい．
- 因果関係の結論が文書化された証拠に裏付けられ系統的に生成されているか．
- 重要な原因又は内在する原因の評価及び問題との関連性
- 兆候ではなく，原因の特定
- 適用される場合は一つ以上の根本原因の特定

不適合又は潜在的不適合の原因又は寄与要因は次を含むかもしれない．
- 入荷原料，プロセス，ツール，器具又は器具やシステムを含む製品が製造，保管又は取り扱われる施設の故障又は障害
- 手順や文書化が不適切又はない．
- 手順に従っていない．
- 不適切なプロセス管理
- 不適切なスケジューリング
- 訓練の欠如
- 作業環境が不適切
- 資源（要員又は材料）が不適切
- （固有の）プロセスのばらつき

組織の様々なレベルで管理者は，改善ステップの承認又は報告を通してではなく，各々の改善活動に参加するのがよい．マネジメントレビューは，トップマネジメントがQMSの適切性，妥当性，有効性を維持するために，改善プロ

セス(及びQMS全体)が適切で,妥当で,かつ,有効であることを確認するための総合的な仕組みである.

組織は,安全関連の問題やその他のリスクの高い問題を迅速に管理者に提出する仕組みをもたなければならない.これらの問題は,データソース,改善フェーズで明らかになる,又はQMS外部の他のソースが起源となる可能性がある.この迅速なエスカレーションメカニズムに加えて,プロセスと活動が効果的に実施されることを保証するために,測定,分析及び改善プロセスの管理者及び責任者(プロセスオーナ)を定めておくとよい.この目的のために,次の情報又はデータを把握するための様々なレベルでの管理のメカニズムが必要である.

・個々のデータソースでの測定や分析活動
・改善プロセスからの調査,処置,実施など

8.5.2 是正処置

組織は,再発防止のため,不適合の原因を除去する処置をとる.全ての必要な是正処置は,遅滞なく実施する.是正処置は,発見された不適合の影響に見合ったものとする.

組織は,次に関する要求事項を規定するための手順を文書化する.

a) 不適合(苦情を含む)のレビュー
b) 不適合の原因の特定
c) 不適合の再発防止を確実にするための処置の必要性の評価
d) 必要な処置の計画及び文書化,並びにその処置の実施.適切な場合,文書の更新を含む.
e) 是正処置が,適用される規制要求事項へ適合するための能力又は医療機器の安全性及び性能への悪影響を与えていないことの検証
f) とった是正処置の有効性のレビュー

全ての調査及びとった処置の結果の記録は,維持する(4.2.5参照).

意　図

この節では，組織が不適合が再発しないように処理を講じることによって不適合に対して（調査と修正）処置し，調査結果やとった処置を含む記録を維持することによってフォローアップすることを要求している．

ここでは必要な是正処置を遅滞なく実施するという新たな要求事項があり，以前からの他の要求事項に加えて，次を定めた手順を文書化する要求事項がある．

- 不適合のレビュー（単なる顧客の苦情ではない全ての苦情を含む）
- 必要な処置の計画（文書化に加えて）
- 是正処置が法的要求事項への適合又は医療機器の安全性及び性能を満たす能力（製品，プロセス又はQMS）に悪影響を及ぼさないことの検証

指　針

原因を特定した際，組織は必要な是正処置を特定し，文書化しなければならない．それらの活動は，全ての必要な活動が特定されていることが保証されているようにレビューするとよい．レビューは機能横断的な取組みが効果的な結果をもたらすかもしれない．

適切な場合，製品処分の決定も文書化すること．

是正処置は系統的に問題に対処するとよい．例えば，手順の変更や変更された手順の要員への教育は，それだけではシステムの原因への対処として適切ではないかもしれない．

一連の活動は文書化するべきである．文書化には次を含む．

- 実施事項の詳細な記述
- 法令要求事項のレビュー（例：申請，ライセンス，認証書）
- 活動事項の実施のための役割及び責任の決定
- 必要な資源の特定（例：IT，インフラ，活動環境）
- 合格基準を含む実施事項の検証又は妥当性確認のプロトコル
- 日程を含む実施スケジュール

8.5 改　善

・合格基準を含む有効性を評価するための方法又はデータの特定
・是正処置の実施後のモニタリングの開始時期の特定

　とった処置の程度は問題のリスク，大きさ及び特性並びに製品品質に与える影響に応じて実施するとよい．例えば，不適合の原因を特定するための調査の程度，処置の決定や適切性の検証の実施活動及び文書化のレベルは，内部監査の実施が定期的でなかったという不適合のようなシリアスでない不適合と比較して，医療機器の故障に関連する不適合に対してははるかにより詳細／克明になる．

　是正処置は遅滞なく実施しなければならない．これは不適合のリスクと関連している．言い換えると，問題のリスクが高い（重大度が高い，又は発生の可能性が高い）場合，処置は迅速に行うことが望ましく，この処置を実行させるための適切な緊急性が実施期間を短縮する．

　ISO 13485 のこの版は，QMS 全体を通してリスクに基づくアプローチをとることを要求している．これをサポートするために，リスクに基づいた調査の標準日数の使用を考えるとよい．リスクが高いほど短く，リスクが低いほど調査期間を長くする．調査作業はリスクに基づくアプローチによって利益を得ることができるものの一つである．組織が是正処置の完了までの期間として許容する期間は，調査の完了後に作成した実施計画に基づいて決定することが推奨される．この計画は，過度の遅延がなく，組織の限られた資源で十分であることを確認するために，組織の適切な担当者によってレビューするとよい．リスクが高かったり，作業員の能力や資源が不足している場合は，更なる活動のためにトップマネジメントにエスカレートする理由として使用することができる．要するに，組織は，リスクに比例して許容できる遅れの程度を判断しなければならない．

　処置を実行する前に，組織は特定された処置を適切に検証し，変更管理プロセスに従って実施を承認する必要がある．さらに，プロセスのバリデーション又は再バリデーションが必要な場合があるだけでなく，ユーザニーズや意図した用途が変更された場合，設計のバリデーションが必要になる．

検証活動は，提案された処置の全ての要素（文書化，訓練又はその他の活動）が提案された処置の要件を満足することを保証する活動である．これらの活動は，是正処置の対象となる製品又はプロセスの設計・開発又は用途に精通した人が行うとよい．

バリデーション活動は，不適合又は提示された不適合を除去するための是正処置の有効性の可能性／有望さを裏付けるデータ及び情報を生成することである．

検証又はバリデーションの活動を計画する際に考慮すべき項目の例を次に示す．

- その活動が特定された根本原因を取り除くか？
- その活動が全ての影響を受けた製品／プロセスを網羅しているか？
- その活動が最終製品に副作用を及ぼさないか？
- 処置は計画したスケジュールでタイミングよく終了できるか（資源，材料／キット，輸送，コミュニケーションなど）？
- 処置の実施は事前に評価したリスクの程度と見合っているか？
- その処置によって新たなリスク又は不適合は派生するか？

実施に当たって考慮するとよい項目は次のとおり．

- 関連する組織
- 必要な原材料
- 実行又は変更すべきプロセス
- 力量を保証するために必要な訓練
- 気付きを与えるためのコミュニケーション
- 使用するツール
- 処置の実施スケジュール
- 活動が有効であることの検証の基準
- 記録すべき適切な情報

組織は実施した活動の有効性に関連するデータを収集しなければならない．組織はとられた処置が効果的であり，新たな問題又は懸念事項をもたらしてい

ないこと保証する必要がある．次の質問はプロセスを通して適切な時期に考慮し，及び最終レビューで再確認するとよい．
- 問題は包括的に特定されたか？
- 問題の範囲は特定されたか（影響を受けた製品の範囲，患者の転帰，プロセス，製品系列，作業者）？
- 問題の根本原因／寄与要因は特定され，対処されたか？
- 改善活動は特定され，計画され，文書化され，検証及び実行されたか？

組織がその活動が効果的でないと認識したら，組織は改善活動を再開しなければならない．組織が活動が新たな問題や新たな不適合を引き起こすことを見つけた場合，組織は更なる改善を考慮するためにデータ収集及び分析活動を開始する必要がある．

8.5.3 予防処置

組織は，起こり得る不適合が発生することを防止するために，その原因を除去する処置を決める．予防処置は，起こり得る問題の影響に見合ったものとする．

組織は，次に関する要求事項を規定するための手順を文書化する．
a) 起こり得る不適合及びその原因の特定
b) 不適合の発生を予防するための処置の必要性の評価
c) 必要な処置の計画及び文書化，並びにその処置の実施．適切な場合，文書の更新を含む．
d) 処置が，適用される規制要求事項へ適合するための能力又は医療機器の安全性及び性能への悪影響を与えていないことの検証
e) 適切な場合，とった予防処置の有効性のレビュー

全ての調査及びとった処置の結果の記録は，維持する（4.2.5 参照）．

意　図

この節では，組織が潜在的な不適合を調査し，不適合の発生を防ぐ活動をと

ることを求めており，新しい要求事項の概要は予防処置が潜在的問題の影響に見合ったものであり，次の要求事項を定めた手順書を文書化することである．
- 必要な予防処置及び実施する行為の計画と文書化
- 該当する場合，活動によって影響を受ける文書の改訂
- 予防処置が法的要求事項への適合又は医療機器の安全性及び性能を満たす能力（製品，プロセス又はQMS）に悪影響を及ぼさないことの検証

調査及び処置の結果の記録は維持する．

指　　針

予防処置は潜在的不適合が記録の分析の結果や他の関連する情報源の分析の結果として特定された際に実施する．予防処置実施の程度は問題のリスク，程度，特性及び製品品質に与える可能性がある影響に応じて実施するとよい．予防処置は製品又はプロセスの変更を含むことができる．その場合，7.3.9の設計・開発の変更管理に関する要求事項，4.1.4のプロセス変更管理の要求事項がそれぞれ適用される．

予防処置を開始するための情報源には，次がある．
- リスクマネジメントプロセス
- プロセスの測定結果
- 統計的なプロセス管理文書
- 規格からの外れを含まないトレンドが示す結果の確認
- 供給者の問題（7.4.1参照）

予防処置の検証は不適合が誘発されない及び不適合が発生しないという条件を導入することで達成できる．

附属書 A　小規模組織のための指針

　ハンドブックのこの節は，適切で，妥当で，かつ，有効な QMS を実現したいと考えている小規模組織向けに書かれている．小規模な組織のコミュニケーションは，従業員数や規模の問題だけでなく，管理方法の問題もある．少ない人数が関わるので，小さな組織内でのコミュニケーションは単純により直接的にできる．個々の従業員は，組織内で多種多様なタスクを実行することが期待される．意思決定は，少数の人（又は一人）に限定することができる．

　しかし，小規模な組織では，次の理由により，適切で，妥当で，かつ，有効な QMS を実施する上で課題がある可能性がある．

・資源が限られる
・QMS の構築や維持に含まれるコストの認知
・規格の理解と適用における経験の欠如
・プロセスアプローチを適用，及びリスクに基づく意思決定を基準化する際の組織の知識と経験の欠如

このハンドブックのこの附属書に記載されている助言の多くは，他の場所で上手く開発されたテクニックや改善を適応でき，中規模及び大規模組織でも適用できる．

　あなたが小規模の組織のトップマネージャーである場合，他の投資と同じように QMS の実施に費やされる時間と資金を検討するとよい．

　投資を実行可能にするためには，組織のプロセスの改善と製品の市場性の改善を通して，費やす時間と労力に対するリターンを達成することができなければならない．投資の回収は，規制の QMS 要求事項への遵守に伴うリスクを取り扱う組織の能力にも関係している．QMS の導入 / 開発の初期段階での決定は，これらの領域に大きな影響を与える．

どう始めるか

最初のステップは，このハンドブックを使用して QMS がどのようなもので，それが要求しているものが何かを理解することである．

組織を管理する全く新しい方法を無理強いすることは ISO 13485 の目的ではないので，次のステップは現在やっていることと達成できている結果を調べることである．組織が基準のどの要求事項を満足しており，どの要求事項を満足していないかを分析する必要がある．

現在の活動を ISO 13485 の要求事項を満たすようにするという変更が必要となる．

詳細情報と支援

アドバイスとして使用できる情報源は次がある．
- 業界又は専門機関
- 品質機関
- 政府部門，特に小規模な組織や組織開発に特化した部門
- ISO サイト（www.iso.org）や品質に関するインターネットフォーラムを含むインターネットウェブページ
- 既に QMS を構築している他の組織
- 認証 / 登録機関
- 規格協会
- コンサルタント
- 顧客
- 供給者

QMS に含めるために考慮する必要のある要求事項があるかどうかを顧客に尋ねることを推奨する．

前へ進む

次の質問は，"自分自身でどれくらいできるか？"である．援助が必要であると感じたら，上記の箇条項目が相談先と必要なコストの特定に利用できる．

どれだけの援助が必要かを決定する前に，人員と時間の資源を確保する必要がある．トレーニングコース，セミナー，ソフトウェアパッケージ及び場合によっては費用援助など利用可能な多くの支援ソースがある．

外部の援助を利用する前に，あなたと組織のトップマネジメントにとっての主な問題は会社の製品，プロセス，組織構造，及び人事の特性に起因することを認識しておくことである．アプローチとQMSが組織にとって，適切で，妥当で，かつ，有効になるようにユニークなものにするのがよい．したがって，それがソフトウェアパッケージによって，又はコンサルタントによって提供されているかどうかに関わらず，汎用の解決法は会社の製品，サービス，及び組織にとって適切に適応できない場合があることに注意する必要がある．

QMSの導入，開発，導入，認証継続のフェーズを通して，組織の全ての従業員がQMSの効果的な活用と運用を確実にし，組織の業務に最大限の利益をもたらすことが重要である．

これは，トップマネジメント，部門リーダー，ジュニアスタッフ，レセプションスタッフ，メンテナンススタッフを含む，組織全体を通して，全ての従業員が次のことを実施することによって達成できる．

- QMSをもつことの重要性の理解が必要であることを含み十分に説明されている．
- QMS全体とそれらの役割と責任を引き受けるための特定の要件について正しく訓練されている．
- QMSに変更を加えることは可能であるが，管理する必要があることに認知している．

トップマネジメントは，QMSを正しく運営するために適切な資源が確保されていることを保証する責任があり，これが行われないと，QMSの正しい活

動が損なわれる可能性がある．

内部資源の利用

規格が意味するものに関する指針と題するこの節が役立つだろう．この節は規格が要求するものと，これらの要求事項が組織とどのように関係しているかを特定するために使用できる．この比較はQMSを更に発展させるのに必要な領域を特定するとよい．この節には，小規模企業に役立つ例も含まれている．

組織の運営方法を実質的に変える理由はないはずであることを認識することが重要である．規格は何をする必要があるのかを説明しているが，どのように実施するかは自らが決めなければならない．加えた変更は組織の改善につなげるとよい．

外部資源の利用

必ずしも必要ではないが，あなたはQMSを確立，実施，又は維持するプロセスをガイドするために外部資源のサービスを招きたいと思うかもしれない．

例えば，外部資源は次の活動の一部又は全てのために雇用できる．
・予備的な状況調査又は評価
・訓練
・実施
・内部監査

外部資源の選択は重要なステップであり，資格，資格証明，品質マネジメント特有の知識，経験，及び参照情報を厳密に精査するとよい．

外部資源を使用したとしても，QMSの確立，実施及び保守についての自らの責任はなくならない．したがって，あなた自身は雇用期間全体を通してスタッフが社外の資源と積極的に関わりをもっていることに関心をもたねばならない．

ISO/TC 176は，コンサルタントの使用に関する更なるアドバイスを提供するために，ISO 10019:2005"品質マネジメントシステムコンサルタントの選定及びそのサービスの利用のための指針"を制定した．

登録/認証と認定の意味

登録/認証及び適格性認定は特定の意味をもつ用語である．認証は，組織のQMSが国際的に合意された一連の要求事項に適合していることを他者によって正式に認められたものとみなすことができる．一部の国では，登録されたQMSが認証され，登録の代わりに"認証"という用語が使用される．簡潔にするために，この節では，認定された及び認証という用語を使用している．

認証は，ISO 13485を実施するための必須要件ではないが，顧客の一部が要求する可能性がある．認証に関する決定は，競合他社の動向や適用される規制要求事項の影響を受ける可能性がある．

ISO 13485の認証を取得するには，組織が規格に定義されている全ての適用可能な要求事項を完全に実施することが不可欠である．認証書の取得には，認証機関（しばしば登録認証機関と呼ばれる）による正式な監査が必要である．

ISO 13485認証を取得するために適合する必要がある追加要求事項はない．ただし，顧客又は規制当局によっては，追加要求事項に適合するよう要求することがある．

認証取得を検討している場合は，まず認証機関を調査して，どの認証機関が製品領域で認定されているか（例えば経済活動体系コード：NACEコード），提供されているもの，予想されるコストと認証取得活動の要求事項を調べる．

適格性認定は，認証機関/登録機関が認証機関としての能力と厳格さを保証するために適格性認定機関によって評価された規格であるISO/IEC 17021への適合を証明することによって認証活動を実行することが許可されたという正式な承認である．認定を受けることにより，認証機関は，ISO 13485を遵守

していることを証明することで第三者監査に合格した企業に認証書を発行することができる．

　このハンドブックに記載されている指針は，QMS 審査員，適合性評価機関，規制当局のための背景情報として有用である．

参 考 文 献

[1] ISO 9000:2015, *Quality management — Fundamental and vocabulary*
[2] ISO 9001:2015, *Quality management systems — Requirements*
[3] ISO 9004, *Managing for the sustained success of an organization — A quality management approach*
[4] ISO 10005, *Quality management systems — Guidelines for quality plans*
[5] ISO 10006, *Quality management systems — Guidelines for quality management in projects*
[6] ISO 10007, *Quality management systems — Guidelines for configuration management*
[7] ISO 10008, *Quality management — Customer satisfaction — Guidelines for business-to-consumer electronic commerce transactions*
[8] ISO 10012, *Measurement management systems — Requirements for measurement processes and measuring equipment*
[9] ISO/TR 10013, *Guidelines for quality management system documentation*
[10] ISO 10015, *Quality management — Guidelines for training*
[11] ISO/TR 10017, *Guidance on statistical techniques for ISO 9001:2000*
[12] ISO 10018, *Quality management — Guidelines on people involvement and competence*
[13] ISO 10019, *Guidelines for the selection of quality management system consultants and use of their services*
[14] ISO 11135-1, *Sterilization of health care products — Ethylene oxide — Part 1: Requirements for development, validation and routine control of a sterilization process for medical devices*
[15] ISO 11137-1, *Sterilization of health care products — Radiation — Part 1: Requirements for development, validation and routine control of a sterilization process for medical devices*
[16] ISO 11137-2, *Sterilization of health care products — Radiation — Part 2: Establishing the sterilization dose*
[17] ISO/TS 11139:2006, *Sterilization of health care products — Vocabulary*
[18] ISO 11607-1, *Packaging for terminally sterilized medical devices — Part 1:*

Requirements for materials, sterile barrier systems and packaging systems
[19] ISO 11607-2, *Packaging for terminally sterilized medical devices — Part 2: Validation requirements for forming, sealing and assembly processes*
[20] ISO 14001, *Environmental management systems — Requirements with guidance for use*
[21] ISO 14006, *Environmental management systems — Guidelines for incorporating ecodesign*
[22] ISO 14040, *Environmental management — Life cycle assessment — Principles and framework*
[23] ISO 14155-1, *Clinical investigation of medical devices for human subjects — Good clinical practice*
[24] ISO 14160, *Sterilization of health care products — Liquid chemical sterilizing agents for single-use medical devices utilizing animal tissues and their derivatives — Requirements for characterization, development, validation and routine control of a sterilization process for medical devices*
[25] ISO 14971, *Medical devices — Application of risk management to medical devices*
[26] ISO 19011, *Guidelines for auditing management systems*
[27] ISO 17665-1, *Sterilization of health care products — Moist heat — Part 1: Requirements for the development, validation and routine control of a sterilization process for medical devices*
[28] ISO 20857, *Sterilization of health care products — Dry heat — Requirements for the development, validation and routine control of a sterilization process for medical devices*
[29] ISO 22442-1, *Medical devices utilizing animal tissues and their derivatives — Part 1: Application of risk management*
[30] ISO 22442-2, *Medical devices utilizing animal tissues and their derivatives — Part 2: Controls on sourcing, collection and handling*
[31] ISO 22442-3, *Medical devices utilizing animal tissues and their derivatives — Part 3: Validation of the elimination and/or inactivation of viruses and transmissible spongiform encephalopathy (TSE) agents*
[32] ISO/IEC 27001, *Information technology — Security techniques — Information security management system — Requirements*
[33] ISO 31000, *Risk management — Principles and guidelines*
[34] ISO/IEC 31010, *Risk management — Risk assessment techniques*
[35] ISO 37500:2014, *Guidance on outsourcing*
[36] IEC 62366-1:2015, *Medical devices — Part 1: Application of usability engi-*

参考文献

       neering to medical devices
- [37] IEC 60300-1, *Dependability management — Part 1: Guidance for management and application*
- [38] IEC 61160, *Design review*
- [39] IEC 62366-1, *Medical devices — Part 1: Application of usability engineering to medical devices*
- [40] ISO/TR 80002-2, *Validation of software for regulated processes*
- [41] ISO/IEC 90003, *Software engineering — Guidelines for the application of ISO 9001:2008 to computer software*
- [42] *Quality Management Principles*, ISO Brochure
- [43] *Selection and use of the ISO 9000 family of standards*, ISO Brochure
- [44] *Integrated use of management system standards*, ISO Brochure
- [45] www.imdrf.org — GHTF and IMDRF guidance documents
- [46] www.iso.org/tc176/sc02/public — TC 176 guidance documents
- [47] www.iso.org/tc176/ISO9001AuditingPracticesGroup — TC 176 auditing guidance

ISO 13485:2016—医療機器—実践ガイドは，医療機器分野の組織が国際規格 ISO 13485 の要求事項を満たすことを支援することを目的とし，それにより医療機器業界が関わる法律及び規制に準拠した製品及び関連サービスの提供能力を実証する．

　医療機器のライフサイクル又はサプライチェーンの一つ又は複数の段階に関与する可能性のある組織には，製造業者，輸入業者，ディストリビューター，サービスプロバイダー又は指定代理人が含まれる．

　さらに，このハンドブックは，規制当局及び ISO 13485 の適合性の認証に関わる認証機関にも役立つ．

International Organization for Standardization
ISO Central Secretariat
Ch. de Blandonnet 8
Case Postale 401
CH–1214 Vernier, Geneva
Switzerland

ISO 13485:2016
医療機器における品質マネジメントシステム
実践ガイド
　ISO/TC 210 からの助言

2018 年 3 月 15 日　　第 1 版第 1 刷発行
2024 年 5 月 17 日　　　　　第 6 刷発行

編　　著　ISO
監　　訳　日本医療機器産業連合会
　　　　　ISO/TC 210 国内対策委員会
発 行 者　朝日　弘
発 行 所　一般財団法人 日本規格協会
　　　　　〒108-0073　東京都港区三田 3 丁目 11-28　三田 Avanti
　　　　　　　　　　　https://www.jsa.or.jp/
　　　　　　　　　　　振替　00160-2-195146
製　　作　日本規格協会ソリューションズ株式会社
印 刷 所　株式会社平文社

© JFMDA, et al., 2018　　　　　　　　　　　　　Printed in Japan
ISBN978-4-542-40279-9

● 当会発行図書，海外規格のお求めは，下記をご利用ください．
　JSA Webdesk（オンライン注文）: https://webdesk.jsa.or.jp/
　電話：050-1742-6256　E-mail：csd@jsa.or.jp

図書のご案内

対訳 ISO 13485:2016 医療機器における品質マネジメントシステムの国際規格

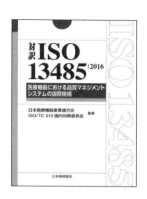

日本医療機器産業連合会
ISO/TC 210 国内対策委員会　監修
A5判・176ページ
定価 8,140円（本体 7,400円＋税 10%）

【主要目次】
まえがき
序文
0.1　一般
0.2　概念の明確化
0.3　プロセスアプローチ
0.4　ISO 9001 との関係
0.5　他のマネジメントシステムとの両立性
1　適用範囲
2　引用規格
3　用語及び定義
4　品質マネジメントシステム
5　経営者の責任
6　資源の運用管理
7　製品実現
8　測定，分析及び改善
附属書A（参考）　ISO 13485:2003 と ISO 13485:2016 との内容の比較
附属書B（参考）　ISO 13485:2016 と ISO 9001:2015 との関係

日本規格協会　　https://webdesk.jsa.or.jp/

図書のご案内

JIS Q 13485:2018
医療機器—品質マネジメントシステム—
規制目的のための要求事項

Medical devices—Quality management systems—
Requirements for regulatory purposes

JIS Q 9001:2015
品質マネジメントシステム—
要求事項

Quality management systems—
Requirements

JIS Q 14001:2015
環境マネジメントシステム—
要求事項及び利用の手引

Environmental management systems—
Requirements with guidance for use

日本規格協会　　　https://webdesk.jsa.or.jp/

図書のご案内

対訳 ISO 9001:2015
（JIS Q 9001:2015）
品質マネジメントの
国際規格 ［ポケット版］

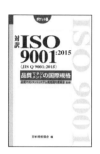

品質マネジメントシステム規格国内委員会　監修
日本規格協会　編

新書判・454 ページ

定価 5,500 円（本体 5,000 円＋税 10％）

対訳 ISO 14001:2015
（JIS Q 14001:2015）
環境マネジメントの
国際規格 ［ポケット版］

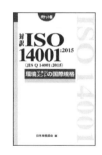

日本規格協会　編

新書判・264 ページ

定価 4,510 円（本体 4,100 円＋税 10％）

日本規格協会　　https://webdesk.jsa.or.jp/

図書のご案内

ISO 9001:2015
(JIS Q 9001:2015)
要求事項の解説

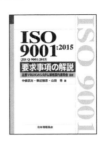

品質マネジメントシステム規格国内委員会　監修
中條武志・棟近雅彦・山田　秀　著

A5判・280ページ　　定価3,850円（本体3,500円＋税10％）

【主要目次】
　第1部　ISO 9001 要求事項　規格の基本的性格
　第2部　ISO 9000:2015 用語の解説
　第3部　ISO 9001:2015 要求事項の解説

ISO 14001:2015
(JIS Q 14001:2015)
要求事項の解説

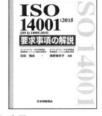

ISO/TC 207/SC 1 日本代表委員　　ISO/TC 207/SC 1 日本代表委員
環境管理システム小委員会委員長　　環境管理システム小委員会委員
　吉田敬史　　　　　　　　　　　　奥野麻衣子　　　　　　　共著

A5判・322ページ　　定価4,180円（本体3,800円＋税10％）

【主要目次】
　第1部　ISO 14001　2015年改訂の概要
　第2部　ISO マネジメントシステム規格の整合化
　第3部　ISO 14001:2015 の解説

日本規格協会　　　　https://webdesk.jsa.or.jp/